Tú Puedes Bajar de Peso

Autor: Raquel Martínez

Principios Bíblicos para bajar de peso

Contenido

Introducción

Una de las cosas en la que Dios es bastante detallado, es en la alimentación. Desde la creación del hombre comienza a darle instrucciones en lo que debe comer y lo que no debe comer.

Generalmente cuando hablamos de obedecer a Dios no le damos mucha atención a lo que comemos, sino a lo que hacemos y nos parece que alejándonos de la vida de pecado es suficiente para pensar que estamos obedeciendo a Dios, pero en cuanto a los alimentos, cuando Dios le dijo a su pueblo Israel lo que no debía comer, llamó a los alimentos que no se debían comer inmundos y era pecado comerlos.

Yo pienso que estos alimentos eran dañinos para la salud y el pueblo de Israel iba a estar viajando por el desierto sin suficiente agua o higiene de ninguna clase y Dios los estaba protegiendo de enfermedades.

Hoy día vivimos en la era de la gracia, pero si pusiéramos atención a lo que comemos, seriamos más saludables.

El propósito de este libro es presentar las bases bíblicas que nos pueden ayudar a mejorar nuestra forma de comer con el fin de mejorar nuestra salud también.

Capítulo 1

¿Es normal mi forma de comer?

A algunas personas les encanta comer y comen más de la cuenta, aunque les haga daño. Ellos dicen: “Para que se pierda, mejor que me haga daño”. El doctor les dice que tienen que bajar de peso, pero no tienen la fuerza de voluntad para hacerlo porque su deseo de comer los domina y siguen comiendo, aunque saben que les perjudica su salud.

Al igual que las drogas, los alimentos sabrosos hacen que nuestro cerebro dispare un químico llamado dopamina. Este químico hace sentir bien, y agrada.

Una vez que la persona experimente el placer asociado con el aumento de dopamina en su cerebro, por comer ciertas comidas, se les despierta el deseo de comer otra vez.

El gusto por la comida puede irse por encima del sentido de satisfacción o de llenura y como resultado la persona sigue comiendo, aunque no tenga hambre. Esto se llama comer compulsivamente.

Comer compulsivamente es un tipo de adicción. La gente que tiene adicción a comer, pierde el control sobre lo que deben comer y comen más de lo debido, aunque eso le traiga malas consecuencias. En ocasiones comen hasta que se sientan enfermos, con llenura excesiva.

La adicción a comer produce obesidad y con esto vienen una serie de complicaciones en la salud, incluyendo; diabetes, colesterol alto, alta presión, y diferentes clases de problemas estomacales.

El ejercicio puede ayudar a consumir las calorías adicionales al principio, pero llega un momento que ni pueden hacer más ejercicio por el sobrepeso que tienen.

Y de la misma manera que las personas adictas a las drogas o al juego, la gente que tiene adicción a comer, no puede controlar su comportamiento aun cuando tratan de hacerlo.

Señales de adicción a la comida:

Terminas comiendo más de lo que pensabas comer.
Comes ciertos alimentos, aunque no tengas hambre.

Comes hasta que te sientes enfermo.

Te preocupa que tienes que cortar con ciertos alimentos que te gustan.

Te sales del camino para conseguir los alimentos que te gustan.

Prefieres comer a compartir con tu familia, o salir de
paseo.

Te tomas más tiempo comiendo que el tiempo que te dan en el trabajo.

Cuando tratas de dejar de comer o beber ciertas cosas que te gustan, te sientes ansioso o agitado.

No puedes funcionar efectivamente en tu escuela o trabajo por causa de la comida.

Cuando comes más de lo que debes te sientes culpable.

Para reducir tus reacciones negativas necesitas comer más.

Te das cuenta que comer más no aumenta el placer
como lo hacía antes.

Si te puedes identificar con estos síntomas, tienes un problema, que además de ser físico, es espiritual al mismo tiempo, ya que la Biblia no aprueba el comer excesivamente. Dios nos ha dado dominio propio para tomar control de estas cosas.

Pídele a Dios que te de la fuerza necesaria para traer tu cuerpo bajo control. Una adicción es un deseo incontrolable por una cosa. Una adicción es necesitar cada vez más de esta cosa que te gusta, porque el deseo va en aumento y ya no te satisface lo que hacías hasta ahora; necesitas más. Y si no puedes tener más, te sientes miserable y te irritas sin motivo.

Cuando hablamos de adicciones enseguida pensamos en vicios de alcohol, cigarrillo, o drogas, Y lo vemos como gente que necesita ir a un centro de rehabilitación para romper su vicio. Pero también hay adicciones a cosas que en sí no son malas, pero en exceso nos perjudican grandemente.

La adicción a comer es engañosa, se muestra como algo que a ti te gusta. Por eso es tan peligroso, porque en vez de producir en uno el deseo de vencerlo, te atrae hacia él y así te vence sin que puedas evitarlo.

La adicción a la comida se ha introducido dentro del círculo de los cristianos porque no la identificamos como tal. Y nos hacemos adictos a comer porque nos gusta y nos hace sentir bien.

En ocasiones comen hasta que se sientan enfermos con llenura excesiva y les hace gracia verse así. Pero la Biblia dice en *Romanos 13:13 "Andemos como de día honestamente; no en glotonerías ni en borracheras"*

Glotonería, según el diccionario es comer mucho. Estas personas, debido a lo mucho que comen, aumentan de peso considerablemente y se dan cuenta que están en problemas, pero para ese entonces son incapaces de controlar su impulso a comer compulsivamente.

A medida que se acostumbran a comer más de lo debido, su estómago se va ensanchando, lo cual los hace sentir más hambre y menos posibilidad de comer menos. Pero comer más ya no les satisface como antes, y por consecuencia cada vez comen más.

Por causa de su obesidad tienen dificultad para caminar y mucho menos correr. También el corazón esta tan oprimido por el exceso de grasa que lo rodea que hacer ejercicio les provoca falta de respiración.

De la misma manera que las personas adictas a las drogas o al juego, la gente que tiene adicción a comer no puede controlar su comportamiento aun cuando tratan de hacerlo.

Algunos científicos argumentan que recuperarse de la adicción a comer puede ser más complicado que recuperarse de otras adicciones como el alcohol o el cigarrillo porque comer es algo que hay que continuar haciendo.

Hay ayudas para esta adicción igual que las hay para los alcohólicos con programas de 12 pasos y dietas. Pero nosotros los cristianos tenemos otro recurso: Cristo, quien vino a deshacer las obras del Diablo y a libertarnos de todo vicio.

El **primer paso** para vencer esta adicción es que necesitas reconocer que has caído en una adicción que te hace daño, te perjudica en la salud y que ofende a Dios. Mientras trates de justificar tu forma de comer, no tendrás éxito en bajar de peso.

Necesitas tomar la decisión de vencerla y no permitirle más que gobierne nuestra vida. Si pudieras entender que Dios no se agrada de tu manera de comer, te esforzarás en dejar ese hábito.

Muchas de estas adicciones las adoptamos para aliviar nuestra mente de los problemas de la vida, cuando Cristo es quien de verdad puede aliviar todos nuestros problemas y calmar la ansiedad.

No hay sustituto para la obra que Dios hace. Ese aparente alivio termina en peor confusión, más angustia, más culpa, menos paz, menos satisfacción, menos gozo. *"Porque el que siembra para la carne, de la carne cosechará corrupción" Gal. 6:8*

Quiere decir que el que es controlado por la carne recibirá como consecuencia su auto destrucción. Ya sea en problemas de salud, o problemas emocionales, o mentales. Porque la obesidad afecta tu auto estima, tu relación con tus amistades y en los trabajos. La obesidad te limita de muchas actividades y terminas cayendo en depresiones severas.

Todas las adicciones son obra del Diablo. Porque destruye vidas. Pero no podemos culpar al Diablo ya que la decisión es nuestra de hacer lo bueno o lo malo.

Pablo nos recomienda*: "No reine pues el pecado en vuestro cuerpo mortal de modo que obedezcáis a sus concupiscencias" Rom. 6:* 12 En otras palabras cada persona puede tomar control de su vida y no dejarse dominar por el deseo de su carne.

Dios nos ha dado la habilidad de vencer toda adicción en el nombre de Jesús. Es tiempo de pararnos valientemente como David y declarar como él dijo*: "Jehová te entregará hoy en mis manos y yo te venceré hoy" 1 Sam.17:46* Dios te da las fuerzas para confrontar tu adicción y vencerla.

Claro entendiendo que no es por tus fuerzas sino es Dios quien te da la victoria. Tienes que orar por este asunto para que Dios te de la fortaleza que necesitas para confrontar tu adicción y vencerla.

El **segundo paso** es reconocer que necesitas la ayuda de Dios para vencer la adicción a comer. Necesitas saber quién tus eres en Cristo y lo que significa ser un hijo de Dios.

Necesitas saber que hay una batalla en tu mente y que Dios te ha capacitado *para" llevar cautivo todo pensamiento a la obediencia a Cristo". 2 Cor. 10:5*

Generalmente no pensamos que desear comer sea un pecado y ciertamente no lo es. El problema está en comer sin control. Que la Biblia le llama glotonería. Ese deseo de comer más de lo necesario y justificar tus acciones para calmar tu conciencia.

El **tercer paso** es someterte a Dios, (en oración y obediencia a su Palabra) resistir al Diablo (el deseo de comer más de lo necesario) y verás como él tiene que irse huyendo.

No es fácil, pero es posible, *"porque no hay nada imposible para Dios"* Lucas 1:37 y cuando nos sometemos a Dios para obedecerle Él nos da las fuerzas para vencer, de modo que puedes decir como Pablo*: Todo lo puedo en Cristo que me fortalece" Fil 4:13*

Y el **cuarto paso** es no darte por vencido. Continúa, aunque sea difícil. Agárrate de Dios. Ora más. Porque los vencedores no se rinden y los que se rinden nunca logran la victoria. No cedas a la tentación de comer como antes. No dejes que el pensamiento de fracaso te invada tu mente. Tú puedes lograr la victoria si permaneces firme hasta el final y con Cristo lo puedes hacer.

Para lograr la victoria, debes permanecer firme en tu propósito de cambiar tu habito de comer. Al principio va a ser muy difícil, pero si te lo propones, lo puedes hacer, porque Dios te ayudara. La clave es no rendirse ante el deseo de comer más de lo necesario.

Capítulo 2

La Biblia y la Salud

"Hijo mío, pon atención a mis palabras, porque son vida a los que las hallan, y medicina a todo su cuerpo" Proverbios. 4:20-22

La Palabra de Dios le ministra al hombre totalmente. Por eso encontramos en la Palabra de Dios tanto la salvación del alma, como la sanidad para el cuerpo. Pero es necesario poner atención a ella. En muchas ocasiones leemos sin poner mucho sentido.

Escuchamos los mensajes y escogemos lo que nos gusta, pero *"Toda la Escritura es inspirada por Dios y útil para redargüir, para corregir y para instruir en toda justicia" 2 Timoteo 3:16* Y en Proverbios 4:20-22 La Palabra nos amonesta a poner atención, para encontrar en ella vida eterna y salud para el cuerpo.

En el primer libro de la Biblia, el Génesis, encontramos el principio de la creación y vemos que después de crear al hombre, Dios le dio instrucciones de cómo alimentarse. *"Y Jehová Dios plantó un huerto en Edén, al oriente, y puso allí al hombre que había formado. Y Jehová Dios hizo nacer de la tierra todo árbol delicioso a la vista, y bueno para comer. Tomó pues Jehová Dios al hombre y lo puso en el huerto del Edén para que lo guardara y lo guardase".* Gen 2:8-9 y 15-16

"Y dijo Dios: He aquí que os he dado toda planta que da semilla, que está sobre toda la tierra, y todo árbol en que hay fruto y que da semilla, os serán para comer". Gen. 1:29

Adán y Eva fueron instruidos a comer frutas, vegetales, legumbres y semillas. Era una alimentación vegetariana y posiblemente todo se lo comían crudo. Los vegetales y ensaladas crudas tienen una cantidad de fibra que es excelente para mantener un peso ideal.

Hoy día, los expertos en buena salud saben que una dieta vegetariana, sin carne alguna, es muy saludable, porque contiene todas las vitaminas que el cuerpo necesita, y las personas que voluntariamente se someten a esta dieta no solo que mantienen un peso liviano, sino que su salud es mejor que la de los que comemos carne.

Las semillas de girasol, las de calabaza, también conocida como "pepitas", las nueces y avellanas, el maní y todas las otras son ricas en proteínas y contienen aceites que limpian las arterias del colesterol malo que se puede acumular, de manera

que además de satisfacer el hambre, ayudan a eliminar las grasas que nos engordan.
Entre las semillas comestibles también se encuentran: la semilla de ajonjolí o sésamo, la quinoa, la chía, la poppy y la linaza.

Nosotros estamos acostumbrados a comer carne y nos parece que, si no lo hacemos, nos faltaría la proteína, tan importante para el cuerpo, pero olvidamos que los granos contienen proteína y las semilla, como el maní, las nueces, las almendras y otras más también lo contienen. También algunas legumbres, como los frijoles y las lentejas, tienen proteínas y hierro. De manera que se ha comprobado, que se puede vivir sin la carne.

No fue sino hasta después del diluvio que al salir del arca Dios le instruyó a Noe que podían comer carne. *"Todo lo que se mueve y vive os será para mantenimiento, así como las legumbres y plantas verdes, os lo he dado todo. Pero la carne con su vida que es su sangre, no comeréis"* Genesis 9:4

Como vemos aquí, Dios les dijo que podían comer la carne de animales, pero no la sangre.

Sin embargo, a su pueblo Israel, cuando los sacó de Egipto, le puso algunas restricciones acerca de que animales se podían comer y cuales no.

Dios le dio a Moisés una lista detallada de lo que se podía comer y le llamó animales limpios. Y los que no se podían comer le llamó animales inmundos. Y comerlos constituía un pecado, o sea el quebrantamiento de una ley dada por Dios. Tal fue la seriedad que Dios le dio a la comida. Esto se encuentra en Levítico 11

Yo, personalmente, pienso que estos alimentos eran dañinos para la salud y el pueblo de Israel iba a estar viajando por el desierto sin suficiente agua o higiene de ninguna clase y Dios los estaba protegiendo de enfermedades.

Pienso que Dios no les dio explicaciones de por qué no lo podían comer, porque posiblemente ellos no lo iban a entender. Y también hay que considerar que en aquel tiempo no existían medicaciones para combatir las enfermedades, ni antibióticos, ni antialérgicas de ninguna clase.

En Deuteronomio 8:7-8 Dios menciona siete alimentos básicos para la buena salud. Se está refiriendo a lo que iban a encontrar en la tierra que estaban a punto por entrar, la Canaán prometida.

Dios les dice que la tierra donde iban a entrar, tenía abundancia de alimentos buenos para ellos: *"Porque Jehová tu Dios te introduce en la buena tierra. Tierra de arroyos de aguas, de fuentes, de manantiales, que brotan en vegas y montes. Tierra de trigo y cebada, de vides, higueras y granados, tierra de olivos, de aceite y de miel".*

Lo primero que menciona es **el agua**. *"Van a entrar en buena tierra"* les dice, *"Tierra de arroyos de aguas, de fuentes y de manantiales"* El pueblo había vivido por cuarenta años en el desierto, donde el agua es muy escasa, y durante esos años, Dios cuidó de ellos, protegiéndolos milagrosamente, de manera que ninguno de ellos se enfermara. Dios mismo les enviaba el alimento, que ellos le llamaron "maná".

"*Y Jehová dijo a Moisés: he aquí yo haré llover pan del cielo*" Éxodo 16:4 "*y la casa de Israel lo llamó Maná"* Éxodo 16:31 *"Así comieron los hijos de Israel Maná cuarenta años, hasta que llegaron a la tierra habitada"*

Pero, al llegar a la tierra prometida, la Biblia nos dice que cesó el maná, en otras palabras, no volvió a caer maná del cielo para ellos. De ahora en adelante, iban a entrar a una vida normal y ellos debían procurar sus propios alimentos.

"*Y el maná cesó al día siguiente, desde que comenzaron a comer del fruto de la tierra, y los hijos de Israel nunca mas tuvieron maná, sino que comieron de los frutos de la tierra de Canaán aquel año*" Josué 5:12

Entonces, una de las primeras instrucciones antes de entrar a la tierra prometida, es acerca de los alimentos que estarán comiendo de ahora en adelante.

Observe que les dice "fuentes y manantiales". Es un hecho verídico que el cuerpo humano necesita mucha agua. Pero debe ser agua pura de manantial. Así que lo primero que Dios quiere que hagamos para tener buena salud es beber mucha agua. Se recomienda que bebamos de seis a ocho vasos de agua diaria, para beneficio de los riñones.

El agua ayuda la digestión de los alimentos y la eliminación de toxinas y desperdicios. Pero también contribuye al buen funcionamiento de todas las células del cuerpo, incluyendo la piel.

La falta de agua, o el tomar poca agua puede llevar a deshidratarnos, y al estreñimiento.

Luego menciona alimentos que son excelentes para la salud: trigo, cebada, uvas, higos, granadas, aceite de oliva y miel

El trigo es un cereal rico en vitamina A, B, C, E, K, D, calcio, magnesio, sodio, potasio, hierro, niacina, zinc, manganeso, cobalto, cobre, yodo y arsénico. Es rico en proteínas, fibra y carbohidratos.

En la antigüedad se comían los granos crudos y mas tarde se cocinaban en agua para darle forma de tortas, convirtiéndose en uno de los alimentos principales de la cultura occidental.

El trigo posee la capacidad de luchar contra el colesterol ya que contiene ácidos grasos esenciales que impiden la acumulación de del mismo en las paredes de los vasos sanguíneos reduciendo así el colesterol malo (LDL) (alimentosparacurar.com) También combate el estreñimiento por su alto contenido de fibra y da energía por su contenido de carbohidratos. (vive-sano.org)

Los carbohidratos son importantes para el buen funcionamiento del cuerpo. Ellos son la principal fuente de energía en nuestro cuerpo, especialmente para el cerebro, que no puede usar ninguna otra fuente de energía. Pero la forma en que los carbohidratos producen esta energía es convirtiéndose rápidamente en glucosa durante la digestión y eso es lo que resulta peligroso para las personas que desarrollan diabetes.

Hay dos clases de carbohidratos: la simple es la que se encuentra en el azúcar, la miel, las frutas y la leche. Y la compleja que es la que se encuentra en los almidones, los cereales tales como el trigo la cebada y el arroz y también en algunos vegetales tales como las papas, el boniato, la calabaza el maíz y los chícharos.

La fibra es muy importante en la digestión porque ella necesita mas tiempo para digerirse y detiene la glucosa de ser enviada a la sangre tan rápidamente.

Cuando los carbohidratos son pasados por el proceso de refinamiento, como el trigo blanqueado, el arroz blanco, las pastas, muchos de sus nutrientes son removidos, y también la fibra.

Es por eso que no se recomienda a los diabéticos consumir estos alimentos porque aumentaran considerablemente el nivel de azúcar en la sangre.

La cebada es un cereal rico en vitamina A, C y B. También contiene minerales como fósforo, calcio, magnesio, cobre, zinc y potasio. Contiene un 17 % de fibra y también contiene aminoácidos esenciales imprescindibles para el organismo. También contiene proteínas y carbohidratos.

La cebada combate la osteoporosis y mantiene los huesos sanos, ayuda a prevenir la retención de líquidos, es beneficioso para tratar con alteraciones gástricas e intestinales sirve para prevenir el estreñimiento, evitar inflamaciones y contiene ácidos grasos esenciales que cuidan el sistema cardiovascular, evitan la artritis e incluso la psoriasis.

Ayuda a aumentar la producción de leche en las madres lactantes y disminuyen los síntomas del síndrome premenstrual. (agromonegro.com) La cebada se usaba para hacer panes y tortas, también se puede cocinar con las legumbres y sopas.

La uva (vides son los sembrados de uvas) es una fruta con un alto contenido de antioxidantes, fibra, hidratos de carbono de rápida asimilación, vitamina

C. Tienen un alto contenido de potasio que ayuda a eliminar el exceso de líquidos en el organismo y produce un alto grado de saciedad y ayuda a disminuir el apetito.

También contienen cobre y hierro, calcio, fosforo, magnesio, manganeso, azufre y selenio. Su calcio y otros elementos alcalinos estimulan el hígado y los riñones. Ya que eliminan el ácido úrico con sus propiedades diuréticas, y que ayuda a eliminar en una manera natural el exceso de líquidos retenidos en el organismo y favorece la expulsión de toxinas del cuerpo.

Este efecto es especialmente beneficioso para mejorar los casos de gota, también beneficia las personas con tensión arterial alta. Sus fitoquímicos ayudan el equilibrio glucémico de la sangre estimulando el páncreas y la producción de insulina. (lavanguardia.com)

El proceso para hacer el jugo le quita la fibra por lo que lo hace que el azúcar no tenga ningún freno. Y para llenar un vaso de jugo, ¿puedes imaginar cuantas frutas se exprimieron? Es mucho más saludable comer la fruta que tomar el jugo.

El higo (la higuera es el árbol que produce higos) es una fruta rica en fibra y baja en calorías. Contiene vitamina A, K y minerales como calcio, hierro, cobre y magnesio, omega 3 y 6, potasio. Su alto contenido de fibra ayuda a controlar los niveles de colesterol, especialmente el colesterol malo ya que es rico en pectina y de glucosa en la sangre, proteínas e hidrato de carbono. Y su cantidad de omega 3 y 6, que junto con el potasio permiten combatir diferentes problemas de salud relacionados con el sistema cardiovascular, com la hipertensión arteria y otros problemas coronarios. (lavanguardia.com)

Él te de la hoja de la higuera aumenta la producción de insulina en la sangre, en contraste con el alto contenido de azúcar especialmente en los higos secos que pueden aumentar el nivel de azúcar a la sangre. La crema de higos es usada eficazmente para aliviar problemas de la piel. (elespanol.com)

La granada es una fruta rica en vitamina C, B2 y B9. Contiene minerales como calcio, potasio, hierro, zinc, cobre, selenio y magnesio. Tiene gran cantidad de hidratos de carbono y antioxidantes. Contiene mucha fibra.

Gracias a los polifenoles que contiene, reduce los niveles de colesterol mal y trata la arteriosclerosis. Previene la aparición de la osteoartritis y protege la piel. Por su alto contenido de antioxidantes, puede reducir el crecimiento de células cancerosas. Y aporta beneficios a la diabetes y el alzhéimer.

Limpia los riñones y baja la tensión arterial. (okdiario.com)

La aceituna (el fruto del olivo) es rica en vitamina A y E que ayudan a nutrir la piel y minerales como calcio y hierro, hidrato de carbono, sodio, fibra y proteínas. Contiene gran cantidad de OMEGA 3. y un alto contenido de ácido oleico, que evita la oxidación de las lipoproteínas.

El producto principal de la aceituna es el **aceite de oliva**, el cual es uno de los antioxidantes mas potentes que existen. Es bueno para la presión alta, el colesterol, el estreñimiento, para bajar la fiebre, favorece la eliminación de las impurezas del organismo. Fortalece el sistema inmunológico y es antinflamatorio, (lavanguardia.com)

La infusión de las hojas del olivo tiene propiedades medicinales, siendo las más conocidas para bajar la presión arterial, baja el nivel de azúcar en la sangre, bajar el colesterol malo (LDL) (launidad.es)

Es muy efectiva para combatir resfriados, catarros y virus es de varias clases, es diurética, y ayuda a controlar la acidez estomacal, reviene la degeneración de las células disminuyendo la posibilidad de desarrollar tumores. (soloinfusiones.com)

La miel natural es rica en vitaminas B, C, D y E. Los minerales que contiene son calcio, cobre, hierro, magnesio, manganeso, zinc, fosforo y potasio. Contiene aminoácidos, ácidos acéticos, ácido cítrico y una variedad considerable de antioxidantes, flavonoides y fenólicos.

La miel tiene muchos beneficios para la salud, tales como reducir el estrés metabólico, y promover la recuperación del sueño. Y contrario a la intuición lógica pueda indicar, la miel regula el nivel de azúcar en la sangre. También tiene la capacidad de limpiar el hígado. Es un estimulante del sistema inmunológico y es un suavizante para la piel previniendo la infección y quemaduras o heridas menores. (ecocolmena.com)

Estoy segura que la tierra de Canaán producía muchos otros alimentos, pero el hecho que Dios haya mencionado estos, nos da a entender la importancia que Dios le da a saber seleccionar alimentos saludables.

Hoy día tenemos una variedad inmensa de alimentos para escoger, y debemos ser sabios al seleccionar los que realmente sea más saludables.

En los tiempos primitivos, se comían los alimentos mayormente crudos, pero rápidamente el hombre descubrió las formas de cocinar aquellos alimentos que no son fáciles de comer crudos.

Hoy día los doctores y dietistas recomiendan que comamos alimentos crudos, porque definitivamente son beneficiosos a nuestro cuerpo. De hecho, se recomienda que comamos a lo menos tres porciones de verduras y dos de frutas diarias.

Con la advertencia de que deben ser lavadas cuidadosamente, para eliminar microbios y bacterias que puedan tener. Y también para limpiarlos de todo pesticida que se le haya echado a la siembra durante su producción.

Toda verdura debe lavarse bien con agua. No use detergentes, pero si es recomendable desinfestarlas remojándolas en agua con vinagre por unos minutos antes de servirlas a la mesa.

Las frutas deben no solo lavarse sino cepillarlas debajo del agua para quitarles cualquier costra de polvo formado sobre su cascara durante su crecimiento en la tierra.

En las ensaladas crudas, podemos incluir, además de lechuga, col, coliflor, berro, espinacas, brócoli, cilantro, tomate, pepinos, zanahoria cortada finita o en rajitas, calabacín cortado en rajitas finas, rábanos en rajitas finas y cebollines.

Algunas verduras necesitan ser cocinadas como los espárragos, y algunas se pueden comer tanto crudas como cocinadas, como los tomates, la zanahoria y el calabacín.

También las viandas todas deben cocinarse. Cuando pensamos en alimentos saludables debemos de observar que la forma en que los cocinemos puede favorecer o perjudicar la salud.

Por ejemplo, la papa es un alimento sano si se prepara hervida o asada, pero si la freímos, parte de la grasa se queda en la papa que comemos y nos perjudica. De manera que eso es un factor que tenemos que tener en cuenta.

La ventaja de las ensaladas crudas es que mantienen todas sus propiedades nutritivas, ya que al cocinarlas pierden la mayoría de la vitamina A, B, y C. También los alimentos crudos estimulas el buen funcionamiento del páncreas.

Algunos alimentos es necesario cocinarlos para que el cuerpo los asimile mejor, como las legumbres (frijoles y habichuelas) las viandas, las carnes y el pescado. Estos dos últimos no son recomendables que los comamos crudos debido a las bacterias y parásitos y sustancias toxicas, que puedan tener y que pueden ocasionar infecciones intestinales serias.

Con el adelanto de la cultura, se añadió a la preparación de las comidas diferentes métodos y procesos que no son necesariamente saludables, por ejemplo, **el proceso del trigo** para hacer pan ha cambiado notablemente.

Se blanquea, y se refina, lo cual agrada a la vista y al sabor, pero perjudica la salud, por eso se recomienda que consumamos el pan integral, porque es mucho más saludable. El trigo blanqueado y refinado pierde más de la mitad de los nutrientes, pero abunda en gluten, por eso no se recomienda que se consuma.

También el arroz ha sido sometido al proceso de emblanquecimiento, y refinamiento, lo cual lo hace mas suave y agradable al paladar, pero menos saludable, también los dietistas recomiendan que se consuma el arroz integral. El arroz es uno de los cereales más consumidos en todo el mundo.

En los tiempos de antes la gente hacia su propio pan en las casas lo cual toma mucho tiempo y trabajo, pero después con la llegada de las fabricas de envasar los alimentos, fue necesario añadirles ingredientes preservativos, para evitar que se descompongan y duren mucho tiempo.

Estos ingredientes no son lo mas saludable para el cuerpo, pero son indispensables para poder envasar los alimentos. Lo mismo pasa con todos los alimentos enlatados o empaquetados.

Estas cosas son muy convenientes para nuestra forma de vida actual, donde podemos hacer compra de alimentos para toda la semana o para el mes completo si queremos, a diferencia de antes que la gente salía cada día a comprar lo que necesitaba para ese día. Así que los adelantos tienen ventajas, pero también algunas desventajas.

Los vegetales y legumbres enlatados contienen aditivos y preservativos que si se consumen en grandes cantidades pueden afectar nuestra salud.

También el nitrato que se usa en las carnes procesadas, jamón, salchichas, salami, tocino y otros más pueden ser dañinas cuando las consumimos a diario.

La mejor recomendación es evitar los productos procesados y enlatados y consumir mas productos frescos y naturales, aunque esto represente salir de compras más a menudo.

Vivimos en una época de mucho adelanto, y nuestra forma de vida es complicada con mucha actividad, responsabilidades y compromisos y estamos acostumbrados a preparar nuestras comidas en poco tiempo.

Esto nos ayuda a mantenernos al día con todo lo que tenemos que hacer, pero es muy importante que demos atención a nuestra alimentación para mantenernos en buena salud.

Capítulo 3

La Dieta

La clave para bajar de peso no es dejar de comer y pasar hambre, sino comer porciones de comida limitada y no repetir o coger segunda vez.

Dejar de beber refrescos y jugos, porque contienen mucha azúcar y tomar agua con las comidas y durante el día.

Los refrescos de dieta, aunque no contienen calorías, la mayoría son endulzados con Aspartame, un azúcar artificial, que está asociada con dolores musculares, cuando se consume en grandes cantidades.

Algunas personas, creyendo que el refresco de dieta no les engorda, ni les sube el azúcar, caen en el hábito de tomarlo continuamente. Muchos hasta dicen que no les gusta beber agua, y que mejor toman refresco de dieta todo el día.

Uno de los problemas es la cantidad de cafeína que le están poniendo a su organismo. La cafeína en exceso altera el sistema nervioso y produce insomnio.

Luego comienzan a sentir dolores en el cuerpo que no tienen idea de donde viene y lo menos que se les ocurre pensar, es la causa. El aspartame que están consumiendo todo el día.

Evitar comer mucho arroz, pan, cakes y galletitas dulces. Todos los alimentos hechos con harina de trigo como la pizza, donuts, etc. Y eso no quiere decir que no lo puedes comer nunca, pero que comas poquito.

No te recomiendo que hagas una dieta radical dejando de comer todo lo que acostumbras y comer solo ensaladas y vegetales, porque con esa dieta, es posible que bajes de peso rápido, pero no la vas a poder mantener por mucho tiempo, porque no te gusta, y cuando vuelvas a comer lo que te gusta, posiblemente engordes mas de lo que estabas antes.

Lo que te estoy recomendando es que le pidas a Dios que te de la fuerza de voluntad necesaria para cambiar tu manera de comer en forma permanente. Y el beneficiado serás tú.

Esto lo puedes hacer con la ayuda de Dios. Toma la decisión correcta hoy: Dios te ofrece libertad de toda atadura, opresión y adicción. El único que puede libertarte de toda adicción es Cristo. El mismo dijo*: "Y a quien el Hijo libertare, será verdaderamente libre" Juan 8:36*

El estómago es elástico. Mientras mas comes mas se estira y al mismo tiempo, porque se ha ensanchado, sientes más hambre y necesidad de comer grandes cantidades.

Pero de la misma manera, cuando empiezas a comer menos cantidades el estómago se va reduciendo y ya no sientes tanta hambre ni la necesidad de comer tanto.

Naturalmente, esto no pasa de la noche a la mañana. Y comenzar es lo mas difícil. Pero con la ayuda de Dios todo lo puedes lograr.

Lo primero que debes dejar son los refrescos, sodas y jugos. Ahí la lucha es mental. No es que lo necesites, sino que te gusta y lo quieres. Tienes que hacer un esfuerzo de tu parte para no ceder a la tentación. Pero solo con cambiar esto por agua vas a perder algunas libras.

El agua es la mejor elección. Los refrescos, sodas y jugos tienen una gran cantidad calorías, que no necesitas. Los jugos tienen algunas vitaminas, pero si te fijas en lo que dice la etiqueta por detrás, la mayoría solo contienen un 10 % de jugo. Así que, para darle sabor ahí va el azúcar que no necesitas.

Si deseas una mejor selección, compra jugos que sean 100% jugo, añádele tu mismo el agua y usa sustitutos de azúcar, o azúcar de dieta que no tenga aspartame, para endulzarlo.

Los jugos de vegetales y el jugo de tomate, son una buena alternativa, no contienen azúcar, son bajos en calorías y tienen muchos nutrientes. También si los escoges con pulpa, tienen fibra y te hacen sentir mas satisfecho, por lo que ayuda a controlar el hambre.

Cuidado con los “smothies” que se compran ya hechos, contienen muchas calorías y azúcar, Prepara el tuyo en tu casa, usando azúcar de dieta en vez.

El té verde, sin azúcar es excelente. Contiene micronutrientes que ayudan a bajar de peso. Se recomienda que tomes dos tazas diarias.

También los tés de hierbas con sabor de frutas, si los tomas sin añadirle nada, resultan muy buenos y recomendables con las comidas, ya que tomar algo caliente con la comida facilita la digestión de los demás alimentos.

La leche es rica en nutrientes, pero también contiene muchas calorías y grasa. Escoge leche descremada en vez. Tiene los mismos nutrientes, pero sin grasa.

Es bueno reducir el consumo de alimentos de origen animal, lácteos y azúcar si quieres mejorar notablemente tu salud.

La leche de soya, y la de almendras tienen menos calorías que la leche de vaca, pero también tienen menos proteínas, no ayudan mucho a bajar peso.

El café si lo tomas sin leche, es bueno, si usas substitutos de azúcar, pero si le pones azúcar refinada, lo echaste a perder.

El café negro, no tiene calorías y es rico en antioxidantes. Tomar 2 o 3 tazas de café es recomendable, hasta para los que son diabéticos, pero la selección de azúcar es la clave ahí.

Los cafés especializados son los perores, porque se les añaden muchos ingredientes de altas calorías. El café mocha tiene en una sola taza unas 300 calorías y el Laté con vainilla tiene cerca de 200. Si quieres disfrutar uno de estos, pídelo con leche descremada, azúcar de dieta y sin whipped cream encima.

Las bebidas que se preparan para las fiestas, la cerveza y el vino son altos en calorías y azúcar. Evítalos.

Las bebidas para levantar energía, están repletas de calorías y azúcar. Evítalos.
Luego, reduce un poco la cantidad de comida que acostumbras comer. Comer hasta sentirse lleno no es una buena idea. La forma correcta de comer es comer para saciar el hambre solamente.

Si cuando terminas de comer te sientes lleno y sientes llenura, has comido más de lo que necesitabas. Debes de comer para saciar el hambre, pero no para sentirte lleno. El asunto es hacer un plan y mantenerse en él.

El desayuno debe contener proteínas. Este nutriente puede ayudar a bajar de peso porque te hace sentir lleno por más tiempo después de ingerirlo.

Si bebes jugo con tu desayuno, no uses un vaso grande, sino un vaso pequeño de 8 onzas solamente.

No conviertas tu taza de café en un postre. Una taza de café con leche entera y mucha azúcar puede tener hasta 500 calorías. Limita la cantidad de azúcar que le pones, y usa leche descremada. Al principio se te hará difícil el cambio, pero si pones de tu parte, te acostumbrarás, y luego te gustará así.

El almuerzo no debe consistir de comidas chatarras. Si trabajas fuera sería mejor que hagas la costumbre de llevar tu almuerzo preparado en casa con cosas saludables y si no tienes otra opción que comprar tu almuerzo en la calle, escoge alimentos de baja caloría, evita alimentos fritos, compra mejor las carnes hechas en parrilla y evita los empanizados. Pide que el pan de tu sándwich sea de trigo entero, y en vez de papas fritas compra alguna fruta.

Pero necesitas tener fuerza de voluntad para mantenerte ahí. Solo Dios te puede dar valor para hacerlo.

Resumen de consejos útiles:

1. Cambia tu estilo de alimentación. Sea que comes en la casa o fuera, no comas alimentos fritos, evita la grasa.

2. Deja de tomar refrescos y jugos, contienen mucha azúcar, y muchas calorías. Bebe agua.

3. Cuando te sientes a comer, come despacio. Cuando comes rápido comes más, cuando comes despacio te llenas más pronto. Disfruta lo que comes, el olor, el sabor. Esta práctica te puede ayudar a comer menos y por consecuencia, bajar de peso. Evita mirar la televisión o tu celular mientras comes. Esa costumbre te lleva a comer más de la cuenta sin darte cuenta.

4. No compres comida chatarra. Trata de comer alimentos saludables.

5. Cambia los dulces, cake, donuts, pies, etc. por frutas.

6. Evita comer mucho pan.

7. Sírvete la mitad del arroz que acostumbras comer. Y añade dos o tres vegetales a tu comida.

8. Haz tu comida mayor en el almuerzo y no comas la cena muy tarde. La cena debe ser menos que lo que almuerzas, porque después de la cena posiblemente estarás tranquilo el resto del día hasta que vayas a dormir y no estarás gastando energía. De manera que la cena te engorda más que el almuerzo.

9. Procura cenar temprano, nunca después de las 6 de la tarde, y no te acuestes a dormir después de cenar, debes estar levantado unas tres horas después de la cena, para que hagas la digestión estando despierto. Ya que después que uno se duerme todo el sistema digestivo se pone lento y no digieres bien. También la falta de actividad después de la cena hace que los alimentos acumulen toda la grasa sin eliminar nada.

10. Haz el propósito de comer más nada después de la cena. Esas cositas que cogemos mientras estamos sentados mirando el TV nos pueden engordar más que la comida. La meta es que después de la cena no comas nada hasta que te acuestes. Para evitar el hambre de noche, acuéstate más temprano.

Quizás al principio sea difícil implementar estos cambios, pero si tienes la determinación a bajar de peso y te esfuerzas en hacerlo, poco a poco te vas acostumbrando.

Recuerda que la mayor parte del tiempo comemos por hábito, no por necesidad. Nos dejamos llevar del gusto, y del deseo, no de la necesidad de comer. En otras palabras, la lucha es mas mental que otra cosa. Tienes que vencer el deseo de comer.

Hay algunos alimentos que ayudan a bajar de peso y esos los debemos de implementar en nuestra dieta, pues además de satisfacer el hambre, nos ayudan a perder peso, como son las semillas, nueces y maní. El yogur, la papa hervida, pero sin añadirle mantequilla, queso o crema agria. Las fresas, y frambuesas, el aguacate y el huevo.

Puedes comer estos alimentos, como meriendas o con las comidas, según convenga mejor. Los pepinillos, la col agria (curada en vinagre) y la remolacha agridulce (curada en vinagre) Esta forma de preparar los vegetales les añade esa característica probiótica que resulta excelente para la buena salud de los intestinos.

Aumenta el consumo de alimentos que tienen fibra, como los vegetales, las frutas, las legumbres, las nueces y las semillas, ya que la fibra ayuda a eliminar el colesterol, y la presión arterial, aumentando la fluidez de la sangre.

Los alimentos altos en fibra, te hacen sentir más lleno, porque se digieren despacio. Lee la etiqueta y escoge los que dicen: “whole grain food” “Multigrain” “100% wheat” “excelente fuente de fibra”.

Tenemos que usar el entendimiento para escoger los alimentos que son saludables y no dejarnos llevar solo por el gusto.

Te recomiendo poner este asunto en oración. Cada vez que te sientas tentado a comer mas de lo necesario, clama a Dios por ayuda, y aléjate de la cocina. Recuerda que lo más difícil es el principio. Y que poco a poco el cuerpo se va adaptando al nuevo sistema y te sientes bien comiendo menos cantidades.

Otra cosa que debe animarte es darte cuenta que estás alcanzando tu meta de bajar de peso. Y no debes poner una meta exagerada. No es buena idea bajar de peso rápido.

El cuerpo necesita adaptarse al nuevo peso. Ir despacio es más saludable. Además, si tu meta es muy alta, te desalentarás pronto al ver que no puedes alcanzar lo que querías. Es mejor ir poco a poco, pero mantenerte firme.

Pon una meta de 10 libras menos, sin límite de tiempo y cuando lo logres mírate en el espejo y felicítate a ti mismo por haber logrado tu meta.

Ahora sabes cuánto tiempo de tomó bajar 10 libras, así que pon ese mismo tiempo para las próximas diez libras que te propones bajar. Continua así hasta llegar al peso deseado. No importa cuanto tiempo te tome hacerlo. El asunto es bajar de peso gradualmente.

Otra idea recomendada por muchos dietistas es que a la hora de servirte la comida dividas el plato en cuatro compartimientos: Usa dos partes (o sea la mitad del plato) para los vegetales que no tienen almidón como Brócoli, coliflor, zuchini, espárragos, lechuga, espinacas y tomates. Una cuarta parte para legumbres o vegetales que contienen almidones. En esa categoría entran los frijoles, habichuelas, las viandas, el maíz y la zanahoria. Y una cuarta parte para la carne. Usando este método, tienes un plan bastante acertado para una dieta saludable.

Una idea practica es usar un plato más pequeño del que siempre usamos para tu comida, de esta manera, te sirves menos cantidad y el plato se ve lleno, y aunque parezca que no las apariencias pueden influenciar mucho nuestro ánimo.

Al principio puede que te parezca que deseas más, pero poco a poco su estómago se va acostumbrando a comer menos.

Ninguna dieta es fácil de hacer, pero recuerda que tienes un propósito de bajar de peso y mantenerte con el peso deseado. Por eso no estamos tratando de bajar mucho peso de pronto y volverlo a subir después, cuando volvemos a comer todo lo que comíamos antes, sino bajar gradualmente y permanecer en esta dieta.

Recuerda que con Cristo todo es posible. Ora por este propósito. Pídele a Dios las fuerzas para permanecer firme, y nunca cedas a la tentación.

Capítulo 4

Alimentos Saludables

No todos los alimentos son saludables, y si queremos bajar de peso necesitamos escoger sabiamente. Mi mamá acostumbraba decirnos: "Hay que comer con la inteligencia, no con la boca" Pues la boca desea lo que le gusta, pero la inteligencia te dice lo que te conviene más para la buena salud.

Lo triste de esto es que los alimentos mas sabrosos, no son los mas saludables y los alimentos saludables no son los que mas nos gustan. Pero si comemos inteligentemente, podemos acostumbrarnos a los sabores de estos alimentos saludables y comerlos con gusto.

Con todo, cuando hay la voluntad para hacer dieta, aprendemos a cogerle el gusto a las cosas que queremos comer. Y aprendemos a prepararlos en una forma que nos agrade.

Ensaladas y vegetales

Todos sabemos que las ensaladas y los vegetales

son muy buenos porque alimentan y no engordan. Aquí el asunto es prepararlos en una forma que sea agradable a nuestro gusto.

Expertos en esta materia confirman que comer espinacas o kale diariamente fortalece el cerebro considerablemente.

Hoy día hay tanta gente que terminan perdiendo la memoria que es alarmante. Pero Dios puso en la naturaleza todo lo que nosotros necesitamos para ser saludables.

La espinaca cruda en ensalada es fácil de comer, Y le puedes añadir alguna fruta como fresas, o manzana picada en pedacitos, para hacer más agradable su sabor. También se la puedes agregar a cualquier plato de pasta o sopa que vayas a comer. Se puede añadir también al revoltillo de huevos del desayuno.

Todos los vegetales de hoja verde como la espinaca, la acelga, la lechuga, los pepinos y los espárragos, contienen mucho magnesio, lo cual ayuda a relajar los vasos sanguíneos, que ayudan a bajar la presión arterial y reducir el estrés. También son ricos es vitamina C, K, calcio y potasio. Previenen enfermedades cardiovasculares y disminuyen el riego de contraer cáncer del estómago, del colon y del recto.

El aguacate también combate el estrés y además contiene grasas saludables que ayudan a bajar el colesterol.

Los vegetales rojos como el tomate, el rábano, los pimientos rojos, las manzanas, fresas, cerezas y las frutas rojas también. Además, que contienen vitamina C y magnesio son un excelente antioxidante aumentando las defensas del cuerpo y reduciendo el riesgo de padecer de cáncer del aparato digestivo y de la próstata. También son fuente de energía.

Los vegetales blancos la coliflor, la cebolla, y el ajo, los hongos, los nabos, las bananas y las peras, son ricos en vitamina C, potasio, quercetina y alicina, que disminuyen el colesterol, y previenen enfermedades digestivas y cardiovasculares y tienen la capacidad de equilibrar la presión cardiovascular.

Los vegetales y frutas amarillos, y anaranjados como el maíz, la zanahoria, la naranja, la mandarina y el melocotón son ricos en vitamina C que evitan contraer enfermedades causadas por gérmenes y refuerza el sistema inmune del cuerpo. También son ricos en vitamina A que ayudan a tener una vista saludable.

Los vegetales y frutas color violeta o purpura

como la berenjena, la remolacha, las uvas, las ciruelas son excelentes antioxidantes con capacidad para retrasar los síntomas del envejecimiento tales como la arterioesclerosis. Son también anti inflamatorios y eliminan los radicales libres mejorando la salud del tracto urinario

Las ensaladas son especialmente saludables por varias razones. La primera razón, naturalmente, es por el alimento y vitaminas que contienen, pero la segunda razón es porque las comemos crudas.

Dios creó el cuerpo humano para comer alimentos crudos, pero con los años el hombre aprendió a cocinarlos y añadirles condimentos para complementar el sabor, que, aunque son deliciosos al paladar, le quitan mucho de sus propiedades originales.

El organismo humano necesita ingerir alimentos crudos. Esto estimula el páncreas a funcionar mejor.

Cuando nuestras comidas consisten mayormente de alimentos cocinados el páncreas no necesita funcionar mucho y deja de producir sus líquidos y ácidos que hubiera producido si hubiera tenido que procesar alimentos crudos y el resultado es que pierde la capacidad de producir la insulina que el cuerpo necesita, y por consecuencia nos volvemos de diabéticos.

La calabaza tiene Vitamina A. B2, B6, C, calcio, hierro, proteínas, Yodo, magnesio, Zinc, Potasio y Acido Fólico. Omega 3 y Omega 6. Es un antioxidante potente.

Refuerza nuestras defensas manteniendo en buen estado el sistema inmunitario, previniendo gripes y catarros. Cuida el sistema cardiovascular, manteniendo el nivel adecuado de colesterol, por lo tanto, regula la hipertensión arterial. Combate la gastritis, la ulcera gastroduodenal y el estreñimiento.

Por su alto contenido de la vitamina A ayuda a prevenir las cataratas y la ceguera nocturna. Previene la cistitis, los cálculos renales, la retención de líquidos y la insuficiencia renal. (lavanguardia.com)

La semilla de la calabaza, cruda y seca, constituyen un sano aperitivo, rico en vitaminas y con muchas propiedades de valor ya que contiene generosas cantidades de vitamina A y K, ácido fólico, vitamina B3, omega 3 y Omega 6 y por su alto contenido de zinc ayuda a retrasar el deterioro de la densidad ósea (osteoporosis)

Funciona como un potente antidepresivo, pues contienen L-Triptófano, un compuesto antidepresivo natural. Combate los parásitos intestinales y son útiles en el tratamiento del síndrome de intestino irritable. (clickisalud.net)

La Papa contiene vitamina C, B1, B3 y B6 y minerales como potasio, fosforo y magnesio, folato, acido pantoténico y riboflavina, también contiene antioxidantes alimentarios los cuales pueden contribuir a prevenir enfermedades relacionadas con el envejecimiento, y tiene fibra y una cantidad moderada de hierro.

Tiene un alto contenido de carbohidratos, y alguna proteína. La papa se puede preparar en muchas formas y es popular en todo el mundo. Una papa consumida con su piel, aporta casi la mitad de las necesidades diarias de un adulto.

La papa no engorda si se cocina asada o hervida pero los alimentos que se le añaden son los que hacen que la papa no sea lo mejor. (La grasa, si la freímos, la mantequilla, la crema agria, el queso y otras cosas que nos gusta ponerle)

Las Frutas

Las frutas son también muy saludables y contienen muchas vitaminas. También contienen mucha fibra. La fibra es necesaria en la digestión de los alimentos, porque ayuda a eliminar los desperdicios que quedan en los intestinos, actuando como un laxante suave y natural.

El limón es excelente para bajar de peso, se puede beber con agua en ayunas diariamente (sin azúcar) lo cual ayuda a eliminar las toxinas acumuladas en el organismo. Al mismo tiempo que beneficia la circulación y ayuda a bajar la inflamación en las articulaciones.

Y también ayuda a depurar el hígado. Naturalmente estos beneficios se logran cuando tomamos agua con limón en ayunas regularmente. y se puede añadir como aderezo a las ensaladas y a las carnes.

La papaya es excelente, ya que contiene mucha fibra y es baja en calorías. La papaya contiene enzimas digestivas muy saludables.

Las fresas, cerezas y las moras, son muy saludables y fomentan la asimilación del azúcar y las grasas del cuerpo.

La manzana es una de las frutas mas saludables. Se recomienda comer una diaria. Hay un refrán muy viejo que dice: “Una manzana diaria mantiene al doctor lejos” Ya que la manzana ayuda a quemar las grasas del cuerpo. Desintoxica el organismo y baja el colesterol. Es diurética y contiene mucha fibra.

La pera también ayuda a quemar las grasas y a eliminar toxinas del cuerpo.

La piña es diurética y depurativa que contribuye a eliminar las toxinas y prevenir el estreñimiento debido a la cantidad de fibra que contiene.

Las uvas tienen un alto contenido de potasio que ayuda a eliminar el exceso de líquidos en el organismo y produce un alto grado de saciedad y ayuda a disminuir el apetito.

La acumulación de desperdicios en el intestino, es el mayor causante del cáncer. Hay personas que padecen de estreñimiento y se han acostumbrado a vivir con ese problema, pero si el cuerpo no puede eliminar los desperdicios y los acumula, estamos manteniendo dentro de nuestro organismo toda clase de toxinas, infecciones y enfermedades.

La pana o panapén, que antiguamente se conocía como “fruta de pan”, es considerada una fruta, porque crece en un árbol, pero tiene todas las características de un vegetal o vianda. Es rica en carbohidratos, potasio, vitamina A, B y C proteína y fibra, pero no contiene gluten. Es muy digestiva y se puede preparar en diversas formas.

Beber agua es muy importante. Los doctores recomiendan a lo menos ocho vasos de agua diarios. La razón es esta: el cuerpo humano necesita mucho el agua para funcionar bien y la falta de agua nos puede llevar a deshidratarnos.

Debemos hacer un método de beber agua, no porque sintamos sed, sino porque sabemos que debemos hacerlo.
Beber uno o dos litros de agua diarios es una buena medida que además de ser beneficioso para la digestión, ayuda a bajar de peso, debido a que los intestinos tienen capacidad para acumular de 25 a 50 libras de desperdicios y el consumo de agua sistemáticamente, durante el día ayuda a eliminarlos.

Hay que tener en cuenta también que el exceso de agua también puede causar daños. Por ejemplo, hay personas que se exageran tomando agua continuamente, y no se alimentan bien, con el pretexto de bajar de peso y pueden terminar mal. De manera que todo hay que hacerlo en forma balanceada.

Beber un vaso de agua antes del desayuno, es una buena costumbre ya que inicias el día dándole a tu organismo la mejor bebida para limpiar las vías digestivas y al mismo tiempo estimulas tu metabolismo para quemar calorías.

Las legumbres

Los frijoles, negros, rojos, pintos y blancos, los

garbanzos y las lentejas, son una excelente fuente de proteína vegetal y potasio. Tienen fibra y zinc, hierro, folato, son ricas en minerales y vitaminas del grupo B. No tiene colesterol ni sodio. Ni gluten.

Se preparan en sopas o potajes, combinándolas con especias y vegetales que complementan su sabor. Y constituyen un plato muy nutritivo que sostiene y puede ser muy saludable, especialmente si lo consumimos solo (sin arroz) Mayo Clinic sugiere que se puede sumar a la alimentación diaria. (info.ae.com).

Las viandas, son raíces comestibles, como la malanga o yautía, la yuca, el ñame, el boniato, o batata, también conocida como camote. Todas son sanas, ya que no contienen grasa, de manera que son buenas para bajar el nivel de colesterol alto.

También contienen vitamina C y potasio, pero tienen un alto contenido de carbohidratos. Son fáciles de digerir y se recomiendas en caso de gastritis, acidez estomacal, ulcera o colitis. También ayudan a evitar los calambres.

La Carne contiene el porcentaje mayor de proteínas que los demás alimentos. También contienen mucho hierro y fósforo, también contienen todas vitaminas de complejo B (b1, B2, B3, B3, B6, B12)

También tienen un alto contenido de colesterol y grasas saturadas, que pueden dar lugar a muchas enfermedades, y Purinas que pueden causar gota, y cálculos renales. Otro problema es que contiene sustancias toxicas, provenientes de la ganadería masiva (hormonas para engordarlas, antibióticos, y otras cosas que se le añaden al alimento del ganado masivo).

Las enfermedades que asociamos al consumo excesivo de carne son la arterioesclerosis, cáncer, hipertensión, obesidad, diabetes y reuma. Por eso debe comerse con moderación.

Una porción apropiada es el tamaño de la palma de su mano. La carne roja (de res, carnero, cerdo) no debe consumirse mas de tres veces en semana. Debemos alternar con carne blanca (pollo o pescado) ya que contienen menos colesterol que la carne roja. (us.hola.com-estar-bien)

Hemos oído muchas veces que tenemos que limitar la cantidad de calorías que comemos y muchas personas están contando cuantas calorías tiene cada cosa que se comen.

La verdad es que no hay que contar las calorías, lo que hay es que comer cosas saludables que sean bajas en grasas, bajas en azúcar, bajas en carbohidratos, pero alto en proteínas.

Le recomiendo que coma en su casa la mayor parte del tiempo y evite comer en restaurantes todo lo mas posible por dos razones: En su casa usted escoge los alimentos saludables y los prepara en la forma mas saludable, pero en el restaurant sirven cantidades mayores que lo que usted debe comer y como sabe muy buena, no queremos dejar nada, así que nos lo comemos todo, aunque no podamos más. Y también es posible que las comidas tengan más grasa de o que es necesario.

Aumenta la cantidad de vegetales y legumbres, (frijoles), las frutas, los granos enteros, el pescado la carne sin grasa, y las nueces. Y verás un cambio notable en tu peso.

No todas las grasas son malas, El aceite vegetal, que se encuentra en el maní, y otras semillas semejantes, y el aceite de oliva son saludables.

Hay algunas precauciones que pueden ayudarle mucho: Sustituya el pollo empanizado por pollo asado y el pescado empanizado por el pescado asado en parrilla.

Quítele la piel al pollo y coma solo la carne. Cambie los aderezos de las ensaladas por aceite y vinagre solamente, evitando todos los que son cremosos.

El asunto no es pasar hambre, sino aprender a

comer para saciar el hambre sin llegar a sentirse lleno.

Capítulo 5

El ejercicio

Uno de las cosas que llevan a la obesidad es que la mayoría de nosotros llevamos una vida sedentaria donde pasamos mucho rato sentados y hacemos muy poco ejercicio.

Antiguamente la gente caminaba de un sitio a otro, lo cual le servía de ejercicio y también sudaban en el calor del día, mientras que hoy día vamos en nuestros carros con aire acondicionado.

Con los adelantos de nuestra cultura, ya no es necesario caminar mucho. Y con el progreso de la educación, muchas personas trabajan sentadas en un escritorio todo el día. A diferencia de antes que la mayoría de los trabajos eran manuales.

Por eso los doctores recomiendan que salgamos a caminar, solo por ejercicio, porque es importante para la salud.

El ejercicio también ayuda a: Mantener el peso. Reducir la presión arterial alta. Reducir el riesgo de diabetes tipo 2, ataque cardiaco, accidente cerebrovascular y varios tipos de cáncer. Reducir el dolor de la artritis y la discapacidad asociada con esta afección. Reducir el riesgo de osteoporosis y las caídas y reducir los síntomas de depresión y ansiedad.

Todos necesitamos hacer alguna clase de ejercicio. Ya que esta actividad nos ayuda a mejorar nuestro estado físico y realizar las tareas diarias con más facilidad.

Para las personas que están obesas y no pueden hacer ejercicios fuertes, se les recomienda que caminen porque mientras menos activos estén mas calorías y grasa se acumula en el cuerpo.

No te recomiendo que vallas a un gimnasio y te esfuerces más de lo que puedes, ni que salgas a correr. Pero sí que camine. Comienza con 10 minutos si es todo lo que puedes y ve aumentando poco a poco la caminata, pero un poco de ejercicio diario te ayudaría bastante.

Para tener éxito con el ejercicio seria bueno que establezcas una hora para hacerlo. Algunas personas se levantan mas temprano y salen a caminar y luego se bañan y continúan con su trabajo del día. Mientras que otros prefieren salir en la tardecita cuando ya el sol está bajando.

Al principio, debes comenzar a caminar despacio por los primeros cinco minutos y luego aligerar el paso un poco más, para que el cuerpo valla entrando en un nivel mayor de resistencia. Es lo que llamamos “calentar los músculos”

Algunas personas prefieren hacer ejercicio dentro de su casa, algunos compran algún aparato para caminar o montar bicicleta y otros sencillamente toman algunos minutos al día para caminar dentro de la casa y hacer algunos ejercicios con la ayuda de videos de ejercicios.

Caminar dentro de la casa consiste en caminar a un ritmo constante y medir el tiempo por el reloj, para hacerlo consistentemente. El propósito es acelerar el corazón un poco. Si caminas muy lento, no estás haciendo gran ejercicio.

Hay videos en YouTube para toda clase de edades, con una serie de ejercicios aeróbicos. Escoge alguno que sea apropiado para ti. Puedes buscar alguno apropiado y participar de los ejercicios que están haciendo. Al dejarte llevar por un video, se hace un poco mas interesante y también te sientes mas motivado a seguir.

Si al hacer ejercicios comienzas a sentir mareo, dolor o presión en el pecho, para y descansa. Quizás te estás esforzando más de lo que debes. Eso no quiere decir que no debes hacer ejercicio, sino que no debes esforzarte demasiado. Para por ese día y vuelve a tratar al día siguiente. Poco a poco llegarás a mejorar tu capacidad de resistir.

También es muy importante mantenerte bien hidratado, bebiendo suficiente agua, para que tu cuerpo aproveche bien el ejercicio, especialmente cuando estas afuera y sudas al calor del día. Sudar es bueno, pero tienes que beber agua.

El ejercicio físico tiene muchos beneficios para nuestro cuerpo. Mejora la circulación, fortalece los músculos y al mismo tiempo mejora tu estado de ánimo y aumenta la sensación de control de ti mismo, además de que reduce el estrés. Te da un sentido de confianza en ti mismo, te levanta tu autoestima.

Cualquiera que sea tu preferencia es buena, pero trata de hacer un habito de hacer tus ejercicios todos los días a la misma hora para que no se te olvide.

Si estás comenzando por primera vez, puedes empezar tres días en semana por 10 minutos y a medida que te sientas mas seguro, puedes aumentar a 5 días en semana. Poco a poco aumenta el tiempo hasta que estés haciendo 30 minutos 5 días a la semana.

Los adultos mayores también necesitan hacer ejercicio. Porque no es recomendable estar sentado mucho tiempo. Para los adultos mayores,

15 minutos diarios es suficiente.

Si ya estás retirado del trabajo y pasas el tiempo en tu casa mayormente, levántate a lo menos a cada hora y da una vuelta por la casa para activar la circulación de tus piernas.

Si vives en un apartamento pequeño, puedes ponerte de pie, pararte detrás de una silla del comedor, colocar las dos manos en el espaldar, y caminar o mas bien marchar por unos 5 minutos. Eso te ayudará grandemente.

Las actividades físicas son muy saludables para mejorar la salud del corazón, los pulmones y el sistema circulatorio. Además, que hacer ejercicio ayuda a prevenir algunas enfermedades como la diabetes, el colesterol alto y enfermedades cardiacas.

Otro beneficio importante para los adultos mayores es que al hacer ejercicio diario, se fortalecen los músculos y eso previene las caídas. El estar sentado por largas horas hace que los músculos de las piernas vallan perdiendo la fuerza y la flexibilidad, ocasionando desequilibrio al caminar y caídas que pueden ser peligrosas.

Para los que llevan una vida activa en su trabajo, una buena recomendación es que tomes unos minutos antes del desayuno para ejercicio. No tienen que ser ejercicio fuerte, sino un estimulante para la circulación.

Si puedes salir a caminar afuera, sería excelente ya que el exponerte al sol también es un estimulante para quemar calorías. Planea levantarte 15 minutos antes de lo acostumbrado y sal a caminar y notarás la diferencia pronto.

También el hecho que acabas de levantarte y tienes más energía, ya que es posible que después del trabajo te sientas muy cansado y no tengas ganas de salir a caminar.

Salir temprano en la mañana tiene otra ventaja, es un tiempo hermoso para observar la creación de Dios y elevar tu alma a tu creador.

Si tu salud te permite hacer mas que esto, hazlo con regularidad y verás el beneficio que te trae. Si estas decidido a quemar calorías y tu salud te lo permite, puedes incluir en tu rutina algunos ejercicios más fuertes, como remar, levantar pesas, saltar la cuerda, flexiones, boxeo, y otros más, que son muy eficientes. Y si tienes la oportunidad de participar en juegos como baloncesto, o tenis. Eso cuenta como el ejercicio del día.

Para las personas que están obesas y no pueden caminar por 30 minutos, pueden incluir algún ejercicio de fuerza, levantando pesas para completar el tiempo, ya que para quemar calorías se necesita unos 30 minutos en movimiento. Y el asunto no es levantar un gran peso, sino practicar el ejercicio por la cantidad de tiempo necesario.

Lo que quiero decir es que los músculos se desarrollan poco a poco y si tratamos de hacer mucho en un día, nos agotamos y perdemos el deseo de continuar.

A medida que vas ejercitando tu cuerpo, se hace más fácil el ejercicio, y eso es lo que buscamos. Porque de esta manera puedes continuar con esta rutina y recibir el mayor beneficio.

Con la ayuda de Dios lo podrás hacer y verás el cambio en tu salud, te sentirás mejor, y bajarás de peso también. Pero ten en cuenta que hacer ejercicio sin cambiar tu forma de comer no te va a ayudar mucho. Las dos cosas tienen que hacerse al mismo tiempo para ver un cambio.

Y luego que estés viendo un cambio en ti, la meta es continuar, porque si paras de hacerlo volverás a subir el peso que bajaste. Necesitas continuar un sistema de ejercicios. Por eso debes encontrar algo que te guste hacer para mantenerte activo. Y que lo hagas en panera consistente para que formes el hábito de hacerlo regularmente.

Muchas personas se confunden con estos métodos de dieta y ejercicios, y piensan que cuando bajen una cantidad de libras, pueden parar la dieta y los ejercicios y esa es la causa por que vuelven a subir las libras que perdieron.

La clave es continuar en este sistema. O mas bien hacer un sistema nuevo de vida, donde nos alimentamos mas saludable y hacemos ejercicio diario, como nuestra nueva forma de vida. Por eso es que necesitamos escoger alimentos que nos gusten y ejercicios que no sean demasiado fuertes, para que no sea tan difícil el cambio.

Ciertos trabajos cuentan por el ejercicio del día, por ejemplo, si cortas la grama te cuenta por buen ejercicio. Si pasas 20 minutos arrancando hierbas malas en el jardín o sembrando algunas plantas, si pasaste unos 20 minutos, barriendo, mapeando, pasando la aspiradora en las alfombras o limpiando la casa, eso cuenta por el ejercicio de ese día.

Lo peor que hacemos es pasar todo el día sentados. El cuerpo fue creado para estar activo y la inactividad es la que hace que toda esa grasa y esas calorías se acumulen en nuestro cuerpo.

Si trabajas fuerte y llegas a tu hogar cansado. Toma un tiempo para descansar si es necesario, come si llegas con hambre, pero, antes de sentarte delante de la televisión para pasar el resto de la tarde ahí sentadito, sale a caminar.

Es posible que no tengas deseos de hacerlo, pero si te esfuerzas y lo haces, verás que te ayudará a digerir mejor la comida y regresarás con un sentido de satisfacción que te beneficiará mucho.

La postura es importante también. Muchas veces no nos damos cuenta que estamos inclinando la cabeza y nos acostumbramos a doblar la espalda hacia el frente mientras trabajamos sentados. Hasta nuestra forma de respirar si no nos damos cuenta es tomando pequeña cantidad de aire y con el tiempo la columna vertebras se va acostumbrando a esa posición y desarrollamos una joroba en la espalda.

En algún momento del día, enderézate, echa los hombros hacia atrás. Extiende los brazos. Hazlos girar en vuelta redonda varias veces. Luego sube los brazos tan alto como puedas y respirar profundo para que los pulmones se llenen completamente.

Recuerda que con Dios todo es posible. Aprovecha cada momento para alabar a Dios y disfrutar de su creación. Párate frente a una ventana y mira hacia afuera. Deléitate en la creación de Dios. Luego cierra los ojos, respira profundo y deja salir el aire de tus pulmones lentamente. Hazlo varias veces.

La clave del ejercicio no es que compres un equipo completo para ejercicios, ni que pagues una membresía en un gimnasio, sino que encuentres la clase de ejercicio que te gusta hacer y procures establecer un habito de hacerlo continuamente. La clave es la continuidad. Ahí es donde está el éxito.

Capítulo 6

El sueño

Aunque parezca raro, dormir poco te puede afectar tu peso. La gente que duerme pocas horas, come más. Especialmente en las altas horas de la noche. Y posiblemente lo que comemos tarde en la noche son dulces, cake, donuts, pizza y otros alimentos poco saludables.

El cuerpo necesita 8 horas de sueño, para recuperar las energías usadas durante el día y eliminar las toxinas que se acumulan en el cuerpo. Las personas que duermen menos de 7 horas generalmente son más sobrepeso.

Los nutricionistas recomiendan que, si uno desea bajar de peso y mantenerlo bajo, no se apresure a hacer una dieta radical donde va a bajar una cantidad gigante de peso, sino que valla poco a poco cambiando su hábito de comer, implementando un sistema de ejercicios que bien puede ser salir a caminar alrededor de su vecindario por unos 20 minutos diarios, evitar el estrés, y dormir bien.

La combinación de estas tres cosas es la clave

para bajar de peso.
Cuando el sueño es de buena calidad y suficiente, se estimula la hormona leptina, encargada de indicarle al cerebro que el cuerpo está totalmente satisfecho y que no requiere de ningún otro alimento para sentirse bien. En otras palabras, un sentir de satisfacción.

Al mismo tiempo, la falta de sueno provoca que el estómago libere más ghrelina, la hormona del apetito. Por eso la falta de sueno se asocia con la obesidad.

En muchas ocasiones, esa hambre de ansiedad ocurre durante las horas de la noche, entre la última comida y la hora en que nos acostamos. Y esto es una de las principales causas de los problemas del sueño.

No dormir suficiente te hace aumentar los niveles de cansancio y ansiedad, y por consiguiente aumenta los niveles de hambre también, que no beneficia en nada.

El otro problema relativo a este, es que la ansiedad que te lleva a comer generalmente sucede entre la comida y la hora de dormir, porque esta son las horas que no tienes la mente tan ocupada.

Si comes alimentos pesados justo antes de dormir, sin dar tiempo para la digestión, se aumenta la posibilidad de sufrir insomnio o pesadillas. La cena debe hacerse por lo menos tres horas antes de acostarse, con alimentos ligeros y saludables para tener mejor oportunidad de dormir bien.

Para mantener un peso balanceado debemos cenar no mas tarde de las seis de la tarde, evitando las comidas fritas, y los carbohidratos, como el arroz blanco y el pan blanco. Añada más vegetales a la comida.

Especialmente la cena, debe tener tres diferentes vegetales, en vez de uno, que los haya cocinado sin grasa.

La fibra en los vegetales te hace sentir lleno, sin ingerir calorías. Sazónelos con limón en vez de aderezos cremosos y grasosos. Evita comer postres hechos de harina como donuts o cake. Mejor come alguna fruta.

Si ha hecho la costumbre de acostarse tarde, le recomiendo que haga un plan para dormir a lo menos una hora más. Haga un propósito de acostarse a una hora señalada y apague la televisión, retírese a su cuarto, lea la Biblia, ore y acuéstese. Quizás al principio le parezca que no tiene sueño, pero el cuerpo se acostumbra.

Una vez que comienzas a bajar de peso, vas a notar que duermes mejor, ya que la cantidad de grasa acumulada en tu cuerpo hace más difícil que tu corazón relaje durante la noche.

La grasa dentro del cuerpo se acumula no solo en las venas y arterias, sino también en los órganos del cuerpo. Algunos tienen el hígado graso, o el corazón graso, o algún otro de los órganos vitales. Eso dificulta bastante el funcionamiento del cuerpo.

El mismo peso de tu cuerpo hace la respiración mas difícil. Al bajar de peso descansarás mejor en la noche y te despertarás sintiéndote mas alerta y descansado durante el día.

Dormir bien te ayuda a sentirte bien en la mañana, porque el cuerpo ha recuperado la energía gastada el día anterior y está listo para comenzar un nuevo día.

Sentirte bien te ayuda a estar en mejor humor y enfrentar las tareas del día con una actitud mas positiva. Eso se reflejará en tu actitud. Te sentirás mejor tanto físicamente, como mental y emocionalmente. Te sentirás más relajado y con menos inclinación a perder la paciencia.

Otro beneficio de dormir suficientes horas es que tienes mejor habilidad para concentrarte y puedes realizar mejor tu trabajo, y te sientes más motivado.

Se ha comprobado que la falta de sueño, además

de aumentar el riesgo de padecer obesidad, también aumenta el riesgo de contraer enfermedades del corazón e infecciones. Porque durante la noche, la frecuencia cardíaca, la frecuencia de respiración y la presión arterial suben y bajan, un proceso que puede ser importante para la salud cardiovascular. Mientras duerme, el cuerpo libera hormonas que ayudan a reparar las células y a controlar el uso de la energía que hace el cuerpo. Estos cambios hormonales pueden afectar su peso corporal.

Tambien mientras duermes, el cuerpo procesa las toxinas del cuerpo, para eliminarlas.

Según ciertas investigaciones, alrededor de 70 millones de estadounidenses de todas las edades padecen problemas crónicos de sueño. Los dos trastornos más comunes relacionados con el sueño son el insomnio y la apnea del sueño.

Las personas que padecen insomnio tienen problemas para quedarse dormidos o de permanecer dormidos. Por lo general, la ansiedad por querer dormirse empeora la situación.

La mayoría de las personas tienen insomnio ocasionalmente. Sin embargo, el insomnio crónico (que dura al menos 3 noches por semana durante más de un mes) puede desencadenar graves problemas durante el día, como agotamiento, irritabilidad y dificultad para concentrarse.

Dormir bien te hace estar más sano. Nuestro sistema inmunitario emplea el tiempo de sueño para regenerarse, lo que le permite luchar con eficacia contra las toxinas y los gérmenes que de forma continua nos amenazan. Con un sistema inmunitario débil tenemos muchas menos posibilidades de superar con éxito las infecciones.

Dormir bien mejora la memoria porque fortalece las conexiones neuronales. Durante la primera hora del sueño, el hipocampo, que es el almacén de nuestra memoria, se restaura, transformando la memoria a corto plazo en memoria a largo plazo.

En la Universidad de Hafa (Israel) lo han corroborado con los resultados de un estudio que afirma que una siesta de 90 minutos a media tarde ayuda a fijar los recuerdos y la destreza.

Dormir bien protege el corazón. El insomnio aumenta los niveles en sangre de las hormonas del estrés, lo que aumenta la tensión arterial y la frecuencia cardíaca. Otros estudios también ligan el insomnio a tener el colesterol más alto.

Y, por último, encontramos que dormir bien reduce la depresión. Ya que cuando dormimos, el cuerpo se relaja y eso facilita la producción de melanina y serotonina. Estas hormonas contrarrestan los efectos de las hormonas del estrés (adrenalina y cortisol) y nos ayudan a ser más felices y emocionalmente más fuertes. La falta de sueño provoca, por el contrario, una liberación aumentada y sostenida de las hormonas del estrés.

Como vemos, es muy importante para la buena salud, que podamos dormir bien y una de las cosas que podemos hacer es evitar irse a dormir con la cabeza llena de problemas. Trate de resolver los problemas temprano en la mañana y en la tarde, trate de tener la mente libre de problemas.

Si después de estar acostado se recuerda de algo importante, escríbalo para que no se le olvide y relaje su mente. No trate de repetirlo en su mente para que no se le olvide, porque eso le afectará en su sueño.

Practique dejar sus problemas en las manos de Dios y confiar que Dios tiene respuestas y soluciones para todos nuestros problemas y no trate usted de encontrar una solución.

Una vez que usted se acuesta debe estar en paz con Dios y con usted mismo.

Capítulo 7

La Ansiedad

"*Echando toda ansiedad sobre El (Dios) porque él tiene cuidado de vosotros*" 1 Pedro

Muchos le han llamado a este problema, hambre emocional, ya que la ansiedad provoca el deseo de comer sin tener hambre.

Es una forma impulsiva e incontrolada de la necesidad de comer. Es una especie de conflicto interno que le hace sentir la necesidad de comer, aunque no tengas hambre.

Los que padecen de este síndrome, se sienten incapaces de controlarlo, pero después de comer sin control se sienten culpables, reconociendo que no debían comer así, pero algo les hace creer que necesitan comer para aliviar ese "algo" que los perturba. Todo para al final notar que no encuentran tal alivio y terminan decepcionados después del atracón.

La verdad es que la ansiedad es causada por motivos existentes.

Una de las causas puede ser que tienes un concepto bajo de ti mismo, te críticas a ti mismo y no te sientes feliz con tu persona.

Es posible que tu ansiedad se deba al alto nivel de estrés que llevas día tras día.

Pudiera ser que la ansiedad sea causada por el sentido de nuestra inhabilidad de expresar lo que sentimos, a causa de las relaciones deficientes con nuestra propia familia. Que nos da un sentido de insatisfacción en la vida y parece que comer suple el deseo de algo que satisfaga en alguna forma mis emociones internas.

Es por eso que te recomiendo ir a la Biblia, porque Dios tiene la solución de todos nuestros problemas, aun estas cosas personales que nos afligen y que las luchamos en secreto.

Dios es bueno, y desea que seamos felices en todas las áreas de nuestra vida. La lectura de la Biblia diariamente es la mejor medicina que te puedo recomendar.

El texto que usé para comenzar este libro nos lo dice claro: *"Hijo mío, pon atención a mis palabras, porque son vida a los que las hallan, y medicina a todo su cuerpo" Proverbios 4:20-22*

Cuando miramos la profecía del ministerio del Mesías que se encuentra en Isaías, vemos que lo primero que se menciona es la sanidad emocional de la persona. *"El espíritu del Señor esta sobre mí, por cuanto me ungió Dios. Me ha enviado a dar buenas nuevas a los abatidos, a sanar a los quebrantados de corazón, a publicar libertad a los cautivos, y a los presos apertura de la cárcel" Isaías 61:1*

Dios sabe que hay una gran cantidad de personas que, aunque parecen estar bien, llevan heridas profundas en su corazón, y el primer propósito de Dios es publicar, o hacer saber que no tienen que vivir prisioneros de estos sufrimientos, sino que pueden ser libres para disfrutar de una vida abundante, llenos de gozo, paz y amor. No como el mundo lo da, temporero, pasajero, limitado a circunstancias favorables, Dios te ofrece verdadero gozo, verdadera paz y amor incomparable que solo él te puede dar.

La buena noticia es que tú puedes tomar control de este problema, primero, porque no estás luchando solo contra esto, sino que tienes a Dios contigo para ayudarte.

Lo primero que yo te recomiendo es que medites en este verso: *"echando toda vuestra ansiedad sobre Él porque Él tiene cuidado de vosotros"* 1

Pedro 5:7
Cada vez que te sientas ansioso, para lo que estás haciendo y comienza a orar ahí mismo donde estás. Si puedes hacerlo con voz audible mejor, porque a veces tú mismo necesitas oírte y darte cuenta que tú sabes que tienes un Dios que oye y responde a tu clamor.

No te pases la noche caminando del sofá a la cocina y de la cocina al sofá, registrando los gabinetes para ver que comer.

Necesitas aprender a encontrar satisfacción en Dios, no en la comida. El salmista decía: *"Se deshace mi alma de ansiedad; susténtame según tu palabra" Salmo 119:28 y* en vez de ir a la cocina, ve a tu cuarto y abre tu Biblia. Deja que la Palabra de Dios llene el vacío de tu alma.

Pídele a Dios las fuerzas para resistir el impulso a comer y aléjate de la cocina. No le des oportunidad a tus ojos de ver lo que podrías comer.

Recuerda que las tentaciones entran por los ojos. Antes de comer la fruta prohibida, Eva la miró y vio que era buena, se imaginó a que sabía, y luego la probó. (Genesis 3:6) Y el apóstol Pablo le recomienda a Timoteo que huya de las tentaciones. (2 Tim. 2:22)

Dios nos ha capacitado con todo lo que se necesita

para vencer las tentaciones. Esto no quiere decir que es fácil, sino que se puede vencer. La Biblia dice: *"Porque no nos ha dado Dios espíritu de cobardía, sino de poder, amor y dominio propio"* 2 Timoteo 1:7

De manera que, en vez de justificar nuestro descontrol de comer compulsivamente, podemos ejercer dominio propio sobre ese impulso y vencerlo valientemente como corresponde a un hijo de Dios.

Usando el poder y la autoridad que Dios nos ha dado para *"llevar cautivo todo pensamiento de derrota a la obediencia a Cristo*", como nos explica el apóstol Pablo en 2 Corintios 10:5 Y esa expresión "llevar cautivo todo pensamiento" implica que no es fácil, que ese pensamiento se rebela y hay que arrestarlo a la fuerza para que se someta a Dios.

Sé que no te estoy hablando de algo que puedes hacer con facilidad, sino de algo que vas a hacer porque sabes que es lo que te conviene mejor para tu salud y te vas a esforzar, aunque te cueste mucho lograrlo, porque también la Biblia dice que Dios nos ha dado espíritu de poder y dominio propio"

Por difícil que sea Dios te ha dado poder para dominar ese impulso y tú necesitas comenzar a ejercer autoridad sobre todo lo que te impulsa a hacer algo que es para tu auto destrucción.

Como hijos de Dios, Dios espera que cuidemos de nuestro cuerpo, porque somos templo del Espíritu Santo.

En 1 Corintios 3:16-17 Dios nos amonesta fuertemente sobre no hacer cosas que "destruyen nuestro cuerpo" y es por eso que tenemos que dejar todo hábito que resulta en la destrucción física del cuerpo. Ahí entran los vicios a bebidas alcohólicas, el cigarrillo, el uso de las drogas y el comer excesivo.

Los doctores, sin tener nada que ver con la fe en Dios o la obediencia a la palabra de Dios, nos dicen que le estamos haciendo daño a nuestro cuerpo con comer excesivamente y nos insisten en que hagamos dieta. Cuanto más nosotros, que somos creyentes, debemos someternos a Dios incluyendo nuestro hábito de comer.

El apóstol Pablo tenía luchas con algunas cosas y en una ocasión dijo así: "*el querer hacer el bien está en mí, pero no el hacerlo… Porque no hago lo que quiero, sino que lo que aborrezco eso hago… Así que hallo esta ley: El mal está en mi… Miserable hombre de mí, ¿Quién me librará de este cuerpo de muerte? Gracias doy a Dios por Jesucristo, Señor nuestro.*" Romanos 7:18-25

¿Suena familiar? Posiblemente muchas veces has tratado de controlar ese impulso a comer y sientes que no puedes. Entonces te das por vencido y sigues de la misma manera. Pero hoy yo quiero hacerte un reto: Pablo terminó entendiendo que, aunque él no podía controlar sus impulsos a hacer lo que realmente él no quería hacer, Dios podía librarlo de aquellas cosas.

El reto es este: Trae este problema a Cristo. No sigas pensando que es algo que tú quieres cambiar, pero no puedes. Deja de pensar en los fracasos anteriores y pon este asunto en las manos de Dios.

Escucha lo que Pablo dice aquí en 1 Corintios 6:12 *"Todas las cosas me son lícitas, pero no todas convienen, todas las cosas me son lícitas mas yo no me dejaré dominar de ninguna".* Tú necesitas llegar al punto final de este asunto.

La verdad es que tú puedes hacer lo que quieras, pero tú sabes que no te conviene, y tú sabes que ese hábito de comer compulsivamente te ha dominado por muchos años.

Es tiempo de poner un punto final y decidir que no vas a continuar siendo esclavo de ese hábito, y ríndete incondicionalmente a Dios pidiéndole que te liberte de este vicio.

Luego levántate en fe y comienza a implementar los cambios que necesitas, siempre agarrado de Dios para que te sostenga durante este proceso. No es cuestión de un par de meses, sino un cambio permanente.

El ejercicio físico es un hábito muy recomendable para reducir la ansiedad y vivir de una forma más positiva. Esto puede ayudarte a regular tus problemas emocionales y de esta manera reducir los ataques de hambre.

Caminar es excelente idea, pero cualquier ejercicio como por ejemplo nadar, o montar bicicleta, contribuye a reducir la sensación de hambre.

Algunas cosas que puedes hacer para ayudarte durante este proceso son:

Lo primero y más importante es hacer provisión de alimentos sanos que puedas comer en vez de los que no te convienen como cosas fritas y dulces. Una cosa muy recomendable es tener en casa maní y nueces. Estas semillas son ricas en vitamina B3 y la carencia de esta vitamina en el cuerpo produce ansiedad e insomnio.

Compra variedad de frutas y vegetales para implementar tus comidas. Sírvete menos cantidades de los alimentos que tienen carbohidratos, como el arroz, el pan, las papas, y añade varios vegetales, no solo uno.

Después de las comidas en vez de postres con azúcar añadida, come frutas. También las puedes comer como meriendas, entre las comidas.

Ten en la casa té de tilo y de manzanilla, ya que son relajantes y son un excelente sustituto cuando desees comer fuera de tiempo. Puedes tomar hasta cuatro tazas al día, sin que te afecte en ninguna otra forma. También el té verde y la valeriana son recomendables.

Reduce el consumo de azúcar, esto provoca más deseo de lo mismo. El azúcar es adictivo.

Aumenta el consumo de agua durante todo el día. Incluye alimentos probióticos como el yogur y estos reducen los síntomas de la ansiedad y el deseo de comer.

Evita tomar café, té negro, y refrescos gaseosos azucarados. Porque la cafeína acelera la ansiedad.

Haz una lista de las cosas que necesitas tener a la mano y cómpralas, de manera que cuando vallas a comer puedas tener las cosas que te convienen. Recuerda que el asunto no es pasar hambre, sino sustituir las cosas que no son saludables por otras mejores.

No pases largas horas sin comer. Se recomienda que comas tus tres comidas diarias lo más sistemático que sea posible, en otras palabras, en las horas de comidas y alguna merienda entre medio. Esto mantiene el estómago entretenido y calma el hambre. Cuando pasas muchas horas sin comer tienes tanta hambre que cuando al fin comes, te exageras.

No comas en plato grande. Mientras más grande el plato, más comida le pones. Si usas un plato mediano, lo ves lleno y comiste menos.

Puedes comer pan, pero limitado. El trigo que ha sido refinado el cuerpo lo procesa de forma más rápida y causa que el organismo segregue mayor cantidad de insulina por eso debemos optar por los panes más naturales y altos en fibra.

El pan integral alimenta más, pero engorda tanto como el blanco por que contienen la misma cantidad de carbohidratos. Así que trata de no comer más de cuatro rebanadas al día.

Ten cuidado de qué le pones al pan porque ahí es donde está el mayor problema. La mantequilla y las jaleas de frutas tienen muchas calorías, si deseas bajar de peso lo más recomendable es usar aceite de oliva solamente.

La ansiedad por la comida es la manera que tiene

tu cuerpo de decirte que necesita equilibrio. Debes distraer la mente o enfocarla en otra cosa, como leer, o hablar por teléfono con alguien.

Haz la costumbre de acostarte temprano. Eso te ayudará a alejarte de la cocina durante las horas de la noche, que son las peores para estar comiendo.

Hay algunos ejercicios de respiración que pueden ayudar bastante a calmar la tensión o el estrés del día.

Busca un lugar que te inspire calma, quizás tu dormitorio, o algo semejante. Ponte en una posición cómoda, desconecta o apaga tu celular por unos minutos y comienza a respirar calmadamente. Llena los pulmones y luego vacíalos en forma pausada. y toma conciencia de tus pensamientos y emociones. ¿En qué estás pensando? ¿Cómo te sientes acerca de ti mismo?

Mientras practicas la respiración profunda y lenta medita en esto:

1. Piensa en Dios, en su amor demostrado hacia ti. Trae a tu mente alguna petición contestada, alguna bendición recibida. Práctica el Salmo 103 1-2 *"Bendice alma mía a Jehová y no olvides ninguno de sus beneficios"* Toma unos segundos para darle gracias a Dios por amarte

a pesar de tus faltas y errores.

2. Piensa en tus buenas cualidades y las cosas que has logrado hasta aquí. Si deseas puedes escribirlas y déjalas donde lo puedas ver en momentos que te sientas desalentado. Todos tenemos la inclinación a ver nuestras faltas tan grandes que ocultan nuestras virtudes.

3. Piensa en algo que te gusta hacer. Algún pasatiempo que te atrae. Planea sacar tiempo para hacer algo recreativo que te gusta y no has hecho en algún tiempo.

Después de este ejercicio mental, toma algunos minutos para hablar con Dios, cuéntale lo que te preocupa, abre tu corazón. Deja que Dios sane tus heridas internas.

Pablo les dijo a los creyentes: "*Por nada estéis afanosos, pero sean conocida vuestras peticiones delante del Señor, con toda oración y ruego*" Filipenses 4:6-7 Con eso lo que les está diciendo es que, en vez de preocuparse por los problemas de la vida, lo cual no resuelve nada, que en vez los presenten a Dios en oración, porque Dios si puede resolver nuestros problemas.

Si puedes poner música suave de coros de adoración, te puede ayudar a elevar tu alma a Dios en oración. Toma tiempo para agradecerle a Dios todos sus beneficios para contigo y exaltarle por quien el es: el Todopoderoso, creador del universo, el Dios que te ama, y es paciente contigo. El Dios que ha prometido estar contigo todos los días de tu vida.

Cuando termines acuéstate a dormir y te aseguro que vas a dormir bien porque has puesto tus ansiedades en las manos de Dios y puedes descansar seguro que Dios tiene cuidado de ti.

¿Sabes que hasta los psicólogos confirman que las personas que tienen fe en Dios y sacan tiempo para orar todos los días, gozan de mejor salud mental que los que no lo hacen?

Esta confirmado científicamente, que la meditación hace un impacto grande en tu salud, porque te ayuda a reducir el estrés y la ansiedad. De manera que unos minutos con Dios te darán esa paz y esa calma que solo Dios puede dar.

Si tienes un trabajo que te produce mucho estrés, es importante que puedas encontrar un balance entre las presiones de tu trabajo y las actividades que te distraigan.

En ocasiones las jornadas de trabajo son largas y las vacaciones muy cortas. A veces no salimos de vacaciones por falta de dinero, pero, aunque no puedas gastar mucho, tienes que encontrar algo que puedas hacer, que no solo te distraiga, sino que al mismo tiempo te relaje para que puedas tener un nivel mental saludable. De hecho, cuando relajas las tensiones, después puedes trabajar mejor.

No necesitas gastar mucho dinero para vacacionar. Puedes encontrar un lugar donde puedas sencillamente descansar, en un lugar de campo, en un parque, en una playa. Un sitio donde puedas respirar aire diferente y sencillamente: no hacer nada. Y descubrirás que esa pausa te relaja y te da energía para continuar con tus actividades rutinarias.

Si no puedes salir de tu casa, toma tiempo para descansar, en tu sillón favorito. Puedes leer un libro, o cerrar los ojos y oír música de tu gusto.

Siempre trata de mantener una actitud positiva hacia la vida. Ya sabemos que la vida es complicada y trae muchas dificultades que vienen a interrumpir nuestra paz. Pero con todo, nuestra fe es lo que nos sostiene. Yo tengo este lema: "Hoy no tuve un buen día, pero mañana será mejor" "Hoy no me siento muy bien, pero mañana me sentiré mejor" "Hoy no logré lo que quería, pero mañana lo lograré con la ayuda de Dios"

La Biblia nos dice: "*Mas el justo por su fe vivirá*". Es nuestra fe la que nos mantiene a la expectativa de un cambio a nuestro favor. Porque tenemos un Dios compasivo, que nos ama y desea lo mejor para nosotros.

¿Por qué entonces nos suceden tantas cosas desagradables? Porque vivimos en un mundo que esta siendo manipulado por el Diablo, a quien se le llama en la Biblia: el príncipe de este mundo.

Pero también nos dice la Biblia que, en medio de todas estas cosas, "somos mas que vencedores, por medio de Cristo nuestro salvador".

Busca las oportunidades para sonreír. Una sonrisa nos ayuda a liberar el estrés y la ansiedad. Con una sonrisa, se despierta el optimismo dentro de ti, y recuperas las energías.

En ocasiones vivimos tan ocupados, que nos sentimos de mal humor, pero la risa es saludable. Cuando reímos, se libera una hormona llamada serotonina que ayuda a levantar el animo y tener pensamientos positivos. Estos son datos médicos, confirmados por la ciencia.

Está comprobado que la risa tiene la capacidad de revertir algunos tipos de daño cerebral. Al liberar ciertas sustancias químicas, se fortalecen partes del cerebro que no pueden curarse de otra manera. Además, es una herramienta perfecta para mantener un corazón sano, ya que reduce la inflamación de las arterias e incrementa el colesterol bueno.

Investigaciones médicas indican que cuando te ríes a carcajadas, los pulmones reciben más oxígeno y eso favorece la circulación de la sangre, fortalecen el sistema inmunológico y además puede relajar todo el cuerpo.

Además, la risa hace que el cerebro libere endorfinas que son una sustancia química que alivia el dolor, de manera que actúa como un sedante natural en tu cuerpo.

Después de un día largo de trabajo intensivo, busca la manera de relajar las tensiones del día y algo que puedes hacer es tener a la mano un libro de chistes (los hay), y después de darte un baño, lo cual es relajante en si solo, lee un chiste de tu libro y ríete. Eso te ayudará a poner a un lado las preocupaciones y las responsabilidades y cambiar tu pensamiento para ir preparándote para el descanso de la noche.

Aprende a aceptarte a ti mismo, tal como eres. Muchas veces estamos tratando de ser como otras personas, y eso añade mas presiones a las que ya tenemos. Lo que tienes en tu mente, se proyecta en tus acciones. Las cosas que hay en ti que no te agradan, haz lo posible por cambiarlas, me refiero a hábitos en tu manera de ser, que pueden ser cambiados, si tienes la fuerza de voluntad para hacerlo.

Ten paciencia contigo mismo. Cambiar un habito no es cosa fácil. Aun después de decidirte, te encontraras haciendo lo mismo que hacías antes, por la fuerza de la costumbre. Pero no te des por vencido, cada vez que te des cuenta que has vuelto a lo de antes, haz un alto y comienza de nuevo. Con tu persistencia, lo lograrás.

Se que no es fácil, pero a medida que vas logrando algún cambio, vas ganando seguridad en ti mismo, tu autoestima va subiendo, y te vas sintiendo mejor.

Querido amigo, no te desalientes. Aunque bajar de peso no es fácil, con la ayuda de Dios lo podemos lograr. Sigue adelante. Vale la pena el esfuerzo. Y el beneficio es para ti.

Capítulo 8

Manteniendo buena salud

En conclusión, si queremos mantenernos saludables, debemos llevar una dieta equilibrada y sin excesos, mantenernos activos en algún ejercicio físico, y descansar o dormir suficiente. Como ve, esto depende de nosotros y del cuidado que le demos a nuestro cuerpo.

Algunas enfermedades nos vienen porque quebramos las leyes naturales, y lo hacemos sin pensarlo. Es que, a través de los años, nos hemos acostumbrado a comer lo que se nos antoja y una dieta no saludable, atrae enfermedades. Mucha grasa, mucha harina, pocos vegetales y frutas.

El cuerpo necesita alimentación balanceada y al no hacerlo atraemos exceso de colesterol a nuestra sangre.

Se que vivimos en una época donde abunda la comida chatarra y es fácil y hasta conveniente comerla, pero es tiempo de recapacitar y cambiar nuestras costumbres por otras más saludables.

Nuestro cerebro necesita tres meses de repetición diaria, para formar un nuevo hábito, pero el mayor beneficio lo obtienes en el primer mes. Por eso es importante que perseveres. Porque el hábito que estas formando ahora puede durar para toda la vida.

Hazte el propósito de cambiar tu modo de vida, que, aunque al principio te parezca muy difícil, poco a poco ira siendo más fácil.

También sabemos que comer demasiado y no hacer suficiente ejercicio producen obesidad y sus consecuencias, pero nuestras responsabilidades diarias nos ocupan el tiempo y cuando estamos en casa no tenemos ganas de hacer ejercicio. Pero si no hacemos un cambio en nuestra agenda, no podremos mantener la buena salud.

En ocasiones nos hacemos el propósito de hacer ejercicio y no duramos mucho, cuando ya lo hemos dejado. Una manera de lograr formar un habito de hacer ejercicio es unirnos con alguien para hacerlo.

Si puedes invitar a alguien a caminar contigo, la caminata se hace mas distraída, y al mismo tiempo, como te has comprometido para hacerlo, es más difícil decir que no.

Para mantenernos saludables, debemos obedecer las leyes de la naturaleza. Si no hay obediencia, tampoco habrá salud.

Cuando compres los alimentos, no compres lo que sabes que no debes comer, porque al tenerlo en la casa te veras tentado a comerlo. Evita los dulces, los jugos, las gaseosas, y en vez compra nueces, y maní, y bebe agua.

Muchas veces comenzamos una dieta para bajar de peso, porque el doctor lo recomienda y nos advierte que si seguimos como vamos, tendremos serias consecuencias.

Con esas noticias empezamos la dieta bastante asustados. Pero al tiempito, nos cansamos y dejamos de hacerlo. Todo requiere fuerza de voluntad y nos damos por vencidos muy rápido.

Con frecuencia aumentamos, no solo las libras que habíamos bajado sino algunas más y el problema se vuelve peor.

Nuestra meta debe ser mantenernos en una dieta saludable, que podamos continuar el resto de nuestra vida. Porque el asunto no es bajar de peso y volver a comer como comíamos antes, sino bajar de peso y mantenernos así.

Para esto se necesita un cambio permanente en nuestra forma de comer. Es la única manera de no volver a subir las libras que perdimos.

Como somos personas rutinarias, podemos formar nuevas rutinas, como, por ejemplo: comer una ensalada diaria. Comienza una nueva rutina de que cada día tienes que comer una ensalada. Si lo haces siempre, el día que te falte notarás que se te olvido algo. Descubre el aderezo que te gusta, trata diferentes sabores porque si encuentras uno que te guste, no se te hará difícil comer tus ensaladas.

Comer tres diferentes clases de vegetales en tu cena. Prepáralos a tu gusto, para que disfrutes comiéndolos. Te haces un favor a ti mismo, porque consumir ensaladas, vegetales y frutas, disminuyen el riesgo de padecer obesidad, diabetes, cáncer de colon y enfermedades cardiovasculares.

Procura comer dos frutas diarias. Si lo haces una rutina, el día que no le haces te das cuenta que te falta hacerlo. La manzana es una fuente excelente de fibra y vitaminas y la banana es rica en potasio. Pero a la verdad, puedes consumir variedad de frutas, a tu gusto.

Otra rutina que puedes añadir, es tomar té verde todos los días, en vez de refrescos gaseosos. Ya sea fría o caliente, el té verde te ayudaré a bajar de peso, además que baja el colesterol al mismo tiempo.

Otra rutina saludable es leer buenos libros. En vez de pasar todo el tiempo mirando la TV o jugando algún juego en el celular, apaga tus equipos electrónicos y toma tiempo para leer todas las noches. Eso estimula el cerebro y te ayuda a dormir mejor.

Si tienes problemas de insomnio, vira el reloj de cara a la pared y pon tu celular boca abajo. Pues la luz artificial perturba el sueño. Y toma té de manzanilla antes de acostarte a dormir. Eso te relajaré suficiente.

Si tu trabajo te da mucho estrés, toma, aunque sean cinco minutos para un receso, en el que cierres los ojos ahí mismo donde estás, sea en tu escritorio o en la cocina, no importa, cierra los ojos y no los abras, por cinco minutos, verás la diferencia. Te sentirás de maravillas.

Si durante el día te sientes muy presionado, toma unos minutos para relajar tu cerebro. Cinco minutos haciendo algo que te gusta, aunque sea un jueguito que te gustaba cuando niño, como tirar un yo-yo, o dibujar algo en un papel. Hacer un barquito de papel o un avión. Pintar garabatos en un papel, cualquier cosa que te distraiga la mente del trabajo que te presiona, y te de un poco de relajamiento. Tan solo cinco minutos, harán una diferencia.

Una de las ventajas de hacer dieta, es que cuando vemos que estamos bajando de peso, eso nos da un sentido de seguridad en nosotros mismo y nuestro concepto propio (autoestima) mejora grandemente.

Por esa razón también la ansiedad y la depresión disminuyen grandemente y se nos hace más fácil sentirnos de buen humor.

Al perder peso también bajarás la presión arterial, el colesterol, el nivel de azúcar en la sangre, y la posibilidad de sufrir un ataque al corazón.

Notarás que puedes respirar mejor, sobre todo cuando te acuestas a dormir. El sobrepeso causa la sensación de falta de respiración semejante al asma porque el exceso de peso reduce la capacidad pulmonar.

Con solo 10 libras menos, la presión en las rodillas y en las caderas, se alivia. Ya que ahí es donde se recibe todo el peso del cuerpo. Y otros dolores en el cuerpo que son causados por la acumulación de grasa, ya que ésta produce inflamación y la artrosis de la rodilla.

Dejar nuestros hábitos que hemos tenido toda la vida no les fácil, y hacer hábitos nuevos, tampoco es fácil, pero como somos seres razonables y entendemos que necesitamos hacer cambios para mejorar nuestra salud, podemos poner todo nuestro esfuerzo en esto. Después de algún tiempo, los nuevos hábitos se han convertido en tu forma de vida.

Una vez que comienzas a bajar de peso, necesitas implementar más ejercicio para que tu cuerpo pueda procesar el cambio mejor.

Un factor importante para poder continuar bajando de peso es que te acostumbres a comer más en el desayuno y el almuerzo y menos en la cena.

Recuerda que por el día estás más activo, por lo cual quemas calorías, y en la noche descansas más, y la grasa se acumula en el cuerpo, de manera que no es bueno comer mucho en la cena.

Sobre todas las cosas, el mejor consejo es que permanezcan consistente en los buenos hábitos de alimentación. Y que seas paciente contigo mismo.

Quizás se te tome mas tiempo de lo que tú pensabas, pero si te mantienes enfocado en comer saludable, y en cantidades limitadas lo más probable es que vas a bajar de peso y mantenerlo abajo.

También debes tener en cuenta que el peso puede fluctuar en ocasiones. No te desesperes si de momento notas que no estás bajando de peso a pesar de tu esfuerzo o que hayas subido una o dos libras. Esto sucede con frecuencia porque el cuerpo se adapta a la cantidad de alimento que recibe.

No te desalientes y continua en el régimen de comer saludable y hacer ejercicio. Mantén el ritmo correcto de comer a las horas indicadas y no comer tarde en la noche. Si continúas, verás el resultado deseado.

La clave para mantenerte en buena salud y para no volver a aumentar el peso que perdiste, está en la persistencia. Debes continuar comiendo saludable y en cantidades limitadas.

No hay lógica en sacrificarse por un tiempito, bajar unas libritas y luego volver a subirlas. El propósito de la dieta debe ser mantenerte en un peso mas bajo.

Dependiendo de la cantidad de libras que necesitas bajar será el tiempo que te tomará lograrlo, pero una vez que estés en el camino de bajar peso, eso mismo te debe motivar.

Cada vez que te peses y descubras que bajaste un poquito más, eso será tu incentivo para continuar, aunque no sea una cantidad grande.

Recuerda que tu organismo lleva muchos años funcionando con el peso que tú tienes ahora. Así que, si bajas muy rápido, puede que el corazón se asuste. Es más saludable ir despacio.

Ahora lo importante es que comiences con la intención de no rendirte, por difícil que parezca al principio.

Como estamos hablando de un cambio permanente en tu forma de comer, no importa cuánto tiempo se te tome bajar la cantidad de libras que deseas. Poco a poco llegarás a tu meta.

Ora cada día y pídele a Dios que te ayude a mantener la actitud correcta hacia este propósito. Y la Biblia te garantiza que "*si pidiéramos cosa alguna conforme a su voluntad, Él nos oye*" 1 Juan 5:14

Tú sabes que Dios quiere que tú tomes autoridad sobre este mal hábito y lo venzas. Esta petición está en su voluntad y Dios oye nuestra oración. De eso puedes estar seguro. Pídele a Dios las fuerzas para mantenerte firme en tu decisión y continúa con fe y confianza. Dios te ayudará.

Adelgazar es una tarea difícil, pero ninguna otra acción traerá los beneficios que recibirá tu organismo. Las ventajas son mucho mayores que los retos para alcanzar la meta.

Es bueno que consideres que además de perder peso estás ganando salud y beneficios emocionales. Cuando consideramos las ventajas que tiene este sacrificio, se hace más agradable.

Además de mejorar tu salud como hemos hablado ya, te darás cuenta que tu resistencia física también aumenta. Algunas actividades que ahora tratas de evitar como caminar y subir escaleras, se te harán más fáciles de hacer, sin cansarte tanto.

Te sentirás con más energía y fuerzas para tus actividades diarias. Y cuando veas que puedes comprar ropa en una talla más pequeña que la que usabas, eso te dará un sentido de satisfacción muy agradable.

Aun tu esfuerzo para lograr este propósito puede ser de inspiración a tus familiares y amigos, que reconocerán y te elogiarán por haber logrado tu meta.

Como también para personas que al igual que tú necesitan bajar de peso y no tienen la fuerza de voluntad para hacerlo, pueden coger ánimo al ver que tú lo has logrado.

Pero sobre todas las cosas, el hecho de haber vencido este hábito, será tu mayor satisfacción.

Sobre todo, mantén una actitud positiva. Porque de esta manera te sentirás mas seguro de ti mismo. También sentirás más energía para lograr tus propósitos.

No te sorprenda que te vengan dificultades, planea con anticipación que puedes hacer para mantenerte activo si hay mal tiempo o lluvia. Puedes ir a un centro comercial bajo techo y caminar por media hora.

O si se lastima y no puede hacer sus ejercicios como los tenia planeado. Piense en alguna alternativa comparable y no se de por vencido. Así este de viaje y tenga que comer en restaurantes todo el día. Propóngase a elegir los alimentos sanos en todo tiempo y si falla alguna vez, no se preocupe. No se rinda. A todos nos pasa, reorganícese y vuelva a empezar.

No importa cuantos obstáculos se te presenten. Enfócate en lo positivo que tienes y agárrate de Dios para seguir adelante, que Él te ayudará a llegar a la meta.

www.ingramcontent.com/pod-product-compliance
Lightning Source LLC
LaVergne TN
LVHW021942220826
846092LV00010B/1209

* 9 7 9 8 3 7 7 2 8 4 5 5 0 *